Über dieses Buch Günther Gauß, selbst Betroffener, stellt in diesem Buch sein in zwei Jahren entwickeltes und an sich selbst erprobtes Programm mit Heilmeditationenen für den an Krebs erkrankten Menschen vor. Er ermuntert und fordert ihn dazu auf, sich seinem Leiden zu stellen und in das Geschehen aktiv einzugreifen. Seine Meditationen sind auf mentalen Übungen, bildhaften Vorstellungen und positiven Vorsatzbildungen aufgebaut. Sie bewirken die Stärkung des Immunsystems sowie eine erhebliche Verbesserung des Allgemeinbefindens. Der Autor betrachtet sie als begleitende Selbsthilfemaßnahme zur ärztlichen Therapie, die diese ergänzen soll, auf die aber keinesfalls verzichtet werden kann.
Wer seiner Ansicht nach felsenfest und unerschütterlich an die dem eigenen Körper innewohnenden Selbstheilungskräfte glaubt, der eröffnet sich über den Weg der positiven Umprogrammierung des fehlgeleiteten Unterbewußtseins alle Chancen auf Besserung oder Heilung seines Leidens.
Der Erfolg hängt weitgehend von der positiven Einstellung zum Geschehen selbst, aber auch von der Intensität ab, mit welcher der Übende den Kampf gegen seine Krankheit aufnimmt. Sicher ist, daß die Übungen dieses Buches dem Lernenden weder körperlichen noch seelischen Schaden zufügen, sofern sie, wie empfohlen, durchgeführt werden.

Der Autor Günther Gauß, geb.1930, Psychologe und Ärztlich geprüfter Lehrer für Autogenes Training, ist in der Erwachsenenbildung und Lebenshilfe tätig. Mehr als 2500 Menschen haben in nahezu fünfzehn Jahren seinen Rat eingeholt oder seine Kurse und Seminare besucht, die er an Volkshochschulen und ähnlichen Einrichtungen sowie privat leitet.
Im Fischer Taschenbuch Verlag sind von ihm außerdem erschienen: ›Angewandtes Ganzheits-Training, Übungen und Erfahrungen‹ (Bd.3537) sowie ›Der Weg zum Selbst, Übungen zur Auto-Meditativen Energetik‹ (Bd.3536).

Günther Gauß

Heilmeditationen für Krebskranke

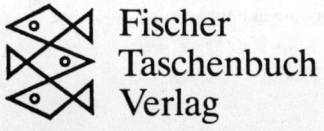

Fischer
Taschenbuch
Verlag

In unserem Garten hinterm Haus entdeckten wir vor längerer Zeit eine Amsel, genauer gesagt ein Amselmännchen, das sich nur unter größten Anstrengungen seine Mahlzeiten vom Boden aufpicken konnte. Warum? Es hatte nur noch ein Bein, das andere verlor es vermutlich an eine Katze. Wann immer es sich vorbeugen oder weiterhüpfen wollte, kippte es seitlich weg und versuchte dann verzweifelt, sich mit dem geöffneten Flügel der anderen Körperseite abzustützen. Es dauerte fast zwei Wochen, bis ihm das einigermaßen gelang und sicher weitere drei, bis es gelernt hatte, auf einem Bein zu stehen und zu hüpfen. Wir bewunderten den Mut und die Ausdauer des Tieres und hofften sehr, daß es seiner Behinderung wegen nicht doch noch einer Katze zum Opfer fallen würde.

Wir fielen aber fast aus allen Wolken, als wir durch Zufall sahen, daß der jubilierende Gesang, der uns frühmorgens und abends vom Gipfel unserer Tanne herab erfreute, ausgerechnet von unserem behinderten Amselmännchen stammte. Unsere Freude kannte keine Grenzen, es war ein Gefühl fast wie unterm Weihnachtsbaum. Inzwischen sind vier Monate vergangen, Herr Amsel besucht uns nicht mehr so regelmäßig wie zu Beginn. Schuld daran ist sicher die inzwischen gegründete Familie, die dafür hin und wieder geschlossen zu kurzer Rast bei uns einfliegt. Warum erzähle ich das? Nun, der kleine Vogel gibt uns ein gutes Beispiel aus der Natur, das uns Mut machen und zur Nachahmung anregen sollte.

Darum widme ich dieses Buch den vielen, gleich mir an Krebs erkrankten Menschen, den verzagten, mutlosen, verzweifelten und von der Angst gepeinigten, deren Zahl und Namen Legion sind. Das intensive Studium des Buchinhalts, mehr aber noch seine aktive Umsetzung in die Praxis, wird die Betroffenen in die Lage versetzen, sich ihrem Schicksal zu stellen. Sie geben dann nicht einfach auf, sondern bringen vielmehr ihre ganzen geistigen und seelischen Kraftreserven in ihr Bemühen um den erwünschten Heilerfolg ein. Wenn Krankheit des Körpers der Ausdruck seelischer Leiden ist, Gesundheit aber das Ergebnis ständigen Bemühens um Harmonie und Frieden in uns, dann wird zu neuen Ufern derjenige gelangen, der sein Ziel ganz fest ins Auge faßt und mutig, bestimmt und konsequent, Schritt für Schritt darauf zugeht, genauso wie unsere Amsel das getan hat.

Lektorat: Heide Kobert

Originalausgabe
Veröffentlicht im Fischer Taschenbuch Verlag GmbH,
Frankfurt am Main, August 1991

© 1991 Fischer Taschenbuch Verlag GmbH, Frankfurt am Main
Umschlaggestaltung: Buchholz/Hinsch/Hensinger
Umschlagabbildung: William Turner ›Sonnenuntergang in Petworth‹
Fotos: Günther Gauß, Gisela Diehl
Gesamtherstellung: Clausen & Bosse, Leck
Printed in Germany
ISBN 3-596-10746-6

INHALT

01 EIN WORT ZUVOR

Dies ist kein wissenschaftlich begründetes Buch über die Behandlung und Heilung der Zivilisationskrankheit Krebs, sondern eine Anleitung zur Anwendung einer ganzen Reihe erfolgversprechender und praktikabler Übungen für den daran erkrankten Menschen. Falsche Hoffnungen zu wecken liegt mir fern. Aber ich möchte ihm Mut machen und ihn dazu ermuntern und auffordern, sich seinem Leiden zu stellen und in das Geschehen aktiv mit einzugreifen. Ich selbst bin Betroffener und gestehe, daß mich die Diagnose »Narben-Karzinom in der rechten Lunge« im ersten Augenblick bestimmt nicht weniger erschüttert hat, als sie das bei jedem anderen auch tut. Wenn ich aber seit Jahren schwerkranke Teilnehmer meiner Kurse dazu aufgefordert hatte, sich selbst und ihr Schicksal anzunehmen, dann war für mich jetzt der Zeitpunkt gekommen, genau das mit mir selbst nun in verstärktem Maße auch zu tun.

Nicht Resignation war also gefragt, sondern die Entwicklung spontaner Aktivitäten, die für Nachsinnen, Zweifel und Furcht kaum Zeit und Raum ließen. So forcierte und aktivierte ich meine Kurse in AUTO-GENEM TRAINING, ANGEWANDTEM GANZHEITS-TRAINING und AUTO-MEDITATIVER-ENERGETIK ebenso, wie ich für mich selbst ganz systematisch ein HEIL-MEDITATIONS-PROGRAMM zu entwickeln begann. Zur gleichen Zeit schrieb ich meinen ersten Roman ›Kathrin Bo‹, der meine gesundheitlichen Probleme autobiographisch mit abhandelt. Ich habe auch, trotz verschiedentlicher Empfehlung von medizinischer Seite, zu keiner Zeit daran gedacht, meinen Tumor operativ entfernen zu lassen, weil ich nämlich bis zum heutigen Tag felsenfest an die meinem Körper innewohnenden Selbstheilungskräfte glaube.

So nutzte ich jede freie Minute, mich geistig, seelisch und körperlich zu entspannen, was mir anfangs begreiflicherweise nicht immer gelang. Ich meditierte viel und erprobte dabei eine Anzahl mentaler Übungen, welche bildhafte Vorstellungen mit positiver Vorsatzbildung verbinden. Darüber hinaus testete ich während der ganzen Zeit, übrigens mit Erfolg, die Heilkraft meiner eigenen Hände, die ich, sooft ich dazu Zeit fand, auf die gestörten Körperzonen auflegte. Wann immer ich mir, auch heute noch, diesen etwa drei bis vier Zentimeter großen Tumor vorstelle, befehle ich meine Kämpferzellen zur Mobilmachung und fordere sie zum konzentrierten Angriff auf. Nach nun mehr als zwei Jahren ist das Karzinom zwar nicht verschwunden, es ist bis zum jetzigen Zeitpunkt aber auch nicht weiter gewachsen. Das bedeutet, daß ich durch meine Aktivitäten zumindest einen großen Teilerfolg erzielt habe, aber auch, daß ich in meinen Bemühungen keinen Augenblick nachlassen und die Geschichte nicht sich selbst überlassen darf. Ich übe, meditiere und behandle mich also täglich und bin sicher, daß ich, solange ich das regelmäßig und mit der ganzen Kraft meines Herzens tue, auch alle Chancen einer Besserung oder Heilung habe.

Eines aber muß ich an dieser Stelle ganz klar zum Ausdruck bringen: Auf die Beratung und Behandlung des Arztes kann und darf nicht verzichtet werden. Darum betrachte ich meine HEIL-MEDITATIONEN grundsätzlich als begleitende Selbsthilfemaßnahme zur ärztlichen Therapie, die diese ergänzen soll. Jeder aufgeschlossene Arzt wird das in diese Richtung zielende Tun seines Patienten erfreut zur Kenntnis nehmen und unterstützen. Es gibt andererseits natürlich auch Krankheits-Stadien, in denen eine operative, chemische oder radioaktive Behandlung unverzichtbar ist. Für äußerst wichtig halte ich in solchen Fällen, daß der Patient den Arzt seines Vertrauens darum bittet, ihn auf seinem schwierigen Weg zu begleiten.

Jeder informierte Kranke weiß heute, daß es *die* Therapie schlechthin nicht gibt und auch auf lange Sicht nicht geben wird. Wer allerdings darauf wartet, daß stets andere für ihn tun, was er selbst tun müßte, der wird über kurz oder lang zu den Verlierern zählen. Kein Arzt oder anderer Therapeut kann bei der großen Bandbreite individueller Körperreaktionen für den Erfolg seiner Behandlungsweise eine Garantie übernehmen. Genausowenig vermag ich vorauszusagen, ob und welche Ergebnisse durch die Anwendung der von mir in diesem Buch vorgeschlagenen Übungen beim einzelnen Patienten zu erwarten sind. Das hängt vor allem von der positiven Einstellung zum Geschehen selbst, aber auch von der Intensität ab, mit welcher der Übende den Kampf gegen seine Krankheit aufnimmt. Ganz sicher ist, daß die Übungen dieses Buches dem Lernenden weder körperlichen noch seelischen Schaden zufügen, sofern sie – wie empfohlen – durchgeführt werden. Das Allerschlechteste aber wäre, überhaupt nichts zu unternehmen und sich aufzugeben.

So tust du gut daran, jede dir sich bietende Möglichkeit zur Bekämpfung deiner Krankheit zu nutzen, sofern sie auch nur die geringste Aussicht auf Besserung oder Heilung verspricht. Nimm die Verantwortung in deine eigenen Hände und arbeite durchdrungen und beseelt auf das dir gesteckte Ziel hin. Wieder gesunden, heil werden an Leib und Seele kann nur, wer nicht einen Augenblick am Erfolg zweifelt, sondern fest davon überzeugt ist, daß auch ihm »sein Glaube daran« helfen wird. Mache dich also unverzüglich auf den Weg dahin.

Trotzdem werden du und ich, wie jeder andere Mensch auch, früher oder später sterben. Begreifen und verstehen wir dieses Geschehen als einen ganz natürlichen Vorgang, dann ist die Frage, wann und wie wir diese Welt verlassen werden, von nicht mehr allzu großer Bedeutung. Ich selbst kann sowohl mit meiner Krankheit als auch mit dem Wissen umgehen, daß meine Tage durch sie gezählt sind. Darum lebe ich bestimmt intensiver und bewußter als jene, die sich heute noch kerngesund und stark fühlen, alles für machbar halten, aber nicht ahnen können, daß ihre letzten Stunden bereits angebrochen sind. Der Unterschied zwischen ihnen und mir besteht darin, daß ich für mich weiß, was sie nicht wissen wollen oder verdrängen.

Alles im Leben ist Fügung und hat seine Bedeutung. Die Zeichen richtig zu deuten heißt begreifen, daß das Leben trotzdem, oder gerade deshalb, sehr wertvoll und schön sein kann. Darum gehe ich mit der mir verbleibenden kostbaren Zeit sehr behutsam um, bin glücklicher als je zuvor und lade dich dazu ein, es mir gleich zu tun.

VS-Weilersbach Sommer/Herbst 1990
Günther Gauß

Der Inhalt dieses Buches dient allein der Information. Es liegt nicht in der Absicht des Verfassers, Diagnosen zu stellen oder medizinische Verordnungen zu erteilen. Wenn der Leser diese Informationen dazu benutzen will, seine eigenen Gesundheitsprobleme zu lösen, nimmt er sein Recht auf Selbstbehandlung in Anspruch. Autor und Herausgeber können jedoch keine Haftung übernehmen.

02 GESUNDHEIT UND UNGESUNDHEIT

Gesund ist der Mensch, der sich rundum wohl fühlt, dessen Geist aktiv und kreativ arbeitet, voller Tatkraft und Energie ist, dessen Seele erfüllt ist von Wärme und Liebe und dessen Körper aus Lust und Freude an der Bewegung vibriert. Gesundheit ist also ein Gesamtzustand, in dem Geist, Seele und Körper harmonisch vereinigt sind und die Mitte, die Ganzheit eines Menschen ausmachen. Wir erkennen den gesunden Menschen an seiner guten Laune, seinen sprühenden Ideen, seiner Verträglichkeit, Ausgeglichenheit, zufriedenen Ausstrahlung, seinem lockeren, entspannten Äußeren. Entstehen bei ihm aber durch Einflüsse oder außergewöhnliche Geschehnisse Disharmonien, so gerät er aus dem Gleichgewicht. Gelingt es ihm nicht, den ursprünglichen Gleichklang seines Seins alsbald wiederherzustellen, dann wechselt er oft unbemerkt sehr rasch vom Zustand bisherigen Wohlbefindens über in den Zustand der Krankheit, der viele Gesichter haben kann. Wir wissen heute, daß körperliche Reaktionen meist seelische oder geistige Auslöser haben und umgekehrt. Gesundheit erleben setzt voraus, zu erfahren und somit zu wissen, was Krankheit ist.

Zeiten von Ungesundheit, also von Krankheit, sind aber wichtige Pausen in unserem Leben, weil sie Signalwirkung haben. Sie lassen uns innehalten, regen zum Nachdenken an und machen uns damit auf die Abweichung vom Normalzustand aufmerksam, gleich welcher Art die Symptome sein mögen. Das ist gut so, weil Besinnung dazu führen kann, daß wir unser bisheriges Handeln und Tun etwas kritischer unter die Lupe nehmen als bisher.

Zwar stecken wir leichtere Leiden wie Kopfschmerzen, Grippe, Magen- und Darmverstimmungen sowie andere Unpäßlichkeiten mit Hilfe entsprechender Medikamente verhältnismäßig leicht weg. Schwerere, undefinierbare Erkrankungen aber machen uns angst. Wir befinden uns plötzlich in einem Ausnahmezustand, der uns erschüttert oder gar aus der Bahn wirft. Unsere Alltagsprobleme verlieren an Bedeutung, bisher Wichtiges wird belanglos und tritt in den Hintergrund, bis unser Denken ausschließlich auf die Grundfragen unserer Existenz fixiert ist.

Gelingt es uns nicht, unserer Ängste und Niedergeschlagenheit Herr zu werden, versinken wir in tiefe Depression. Wir werden zu »Berufskranken«, wenn wir uns in Worten und Taten nur noch mit unserem Leiden beschäftigen, es hüten und pflegen. Nehmen die Menschen unserer Umgebung außerdem von unserem Zustand nicht gebührend Notiz, so ziehen wir uns zurück und flüchten noch tiefer in die Krankheit hinein.

Und genau hier sehe ich die Ansatzmöglichkeiten meiner Heilmeditationen, die beim regelmäßig und intensiv Übenden Verzweiflung in Hoffnung, Niedergeschlagenheit in Zuversicht und Traurigkeit in Fröhlichkeit verwandeln können und sein Leben, wenn da oder dort auch etwas eingeschränkt, wieder lebenswert machen werden. Selbst schwere Krankheiten haben dadurch für manchen nicht nur ihre Schrecken, sondern auch ihre Macht verloren und sich buchstäblich in nichts aufgelöst.

03 MEDIZINISCHE THERAPIEN

Wie schon erwähnt, nimmt die Vielzahl der an Krebs erkrankten Menschen nicht ab, sondern ständig zu. Dabei war der Wissensstand der klassischen Medizin auf dem Gebiet der Onkologie zu keiner Zeit so weit fortgeschritten wie heute. Wir haben es bei Krebs auch nicht mit einer von Mensch zu Mensch übertragbaren Seuche zu tun, sondern mit wuchernden, bösartigen Geschwulstbildungen des menschlichen Gewebes. So ist die Frage berechtigt, warum unseren Forschern der entscheidende Durchbruch noch nicht gelungen ist zu einem Zeitpunkt, da Organverpflanzungen schwierigster Art erfolgreich durchführbar geworden sind. Vordergründig werden Zellwucherungen, solange erfolgreichere Behandlungsmethoden noch nicht verfügbar sind, mit Skalpell, Chemie und Strahlen angegangen. Die Erfolgsquoten sind noch unzureichend und – an der Gesamtzahl der behandelten Fälle gemessen – äußerst bescheiden. Wer das Kapitel der nicht unerheblichen Neben- und Nachwirkungen genauer betrachtet, wird über die Frage der Verhältnismäßigkeit zwischen Therapieerfolgen und -mißerfolgen nachdenken müssen.

Wir müssen uns also grundsätzlich überlegen, ob Krebs eine Krankheit ist, die ihre Ursachen tatsächlich nur in der mißratenen Zelle hat, oder ob etwa ganz andere Informationen ihre Auslöser sind. So gehört vor den Anfang jeglicher Behandlung nicht nur die gründliche ärztliche Ermittlung der Vorgeschichte des Kranken (Anamnese), sondern gleichzeitig eine eingehende Untersuchung seines seelischen Istzustandes. An diesem Punkt aber sind die meisten unserer Mediziner überfordert. Ihre Ausbildung beschränkt sich im wesentlichen auf die Behandlung von Krankheiten, nicht aber auf die Vermeidung derselben. Hinzu kommt, daß die Gesundheitsorgane ihr Geld ja fast ausschließlich für »Reparaturen«, nicht aber für die »vorsorgliche Pflege« ausgeben wollen.

Schwere Krankheiten wie Krebs sind jedoch fast immer das Resultat vorausgegangener seelischer Erschütterungen im Leben eines Menschen, die es zu erforschen und aufzudecken gilt. In den weitaus meisten Fällen stoßen wir sehr schnell auf Ereignisse im Leben des Patienten, die zeitlich ein halbes bis ganzes Jahr, oder auch etwas länger, zurückliegen. So ist mir in unzähligen Gesprächen mit Krebskranken sehr rasch klargeworden, daß die Wurzeln ihrer Leiden nahezu ausschließlich im seelischen Bereich angesiedelt waren. Der Körper reagiert demzufolge, wenn auch mit Verzögerung, auf gravierende Ereignisse oder Vorkommnisse, auf nicht bewältigte negative Erfahrungen wie Kränkung, Haß, Neid, Enttäuschung, Verlust des Arbeitsplatzes, des Partners oder von Freunden, ebenso auf

Gefühle von Angst, Verlassenheit, Einsamkeit, Unterdrückung, Freiheitsentzug und unzählige Dinge mehr.

All diese, oft ausweglos erscheinenden Situationen sind es, die den Menschen »bedrücken und niederdrücken«. Anhaltend übermäßiger, stressender Druck führt auf die Dauer darum zwangsläufig in somatische (körperliche) Bereiche, in Krankheit, Siechtum und Tod. Es wäre aus diesem Grund sehr sinnvoll, wenn der behandelnde Arzt seinem Patienten vor Beginn jeder körperlichen Therapie das Gespräch mit einem Psychologen nahelegen würde, sofern es ihm selbst dafür an Erfahrung mangelt. Das könnte dazu beitragen, daß viele Erkrankungen in einem Stadium aufzuhalten wären, das eine Rückbildung oder gar Heilung noch zulassen würde. Warum also nicht zuerst die Bodentruppen in die Schlacht schicken, ehe mit massivem Geschütz aufgefahren wird, dessen Schäden in der Regel nicht mehr rückgängig zu machen sind? Zumindest könnte ich mir, je nach Stand und Umfang des Zustands, eine gleichzeitige ergänzende seelische Betreuung des Kranken als sinnvoll vorstellen.

04 AUSSENSEITERTHERAPIEN

Die Behandlungserfolge der klassischen Medizin sind als eher bescheiden einzustufen. Trotzdem gibt es aus diesem Lager genügend Stimmen, die das »alleinige Recht der Krebstherapie« für sich beanspruchen. Sie tun dies laut und deutlich und lassen darum den Verdacht aufkommen, daß sie sich damit vor allem gegen die sich rapid vermehrende Konkurrenz der Außenseitertherapeuten zur Wehr setzen. Diese aber werden, genau wie in der Wirtschaft auch, immer nur dort in Lücken vorstoßen können, wo solche auch vorhanden sind. Es gibt keinen Zweifel daran, daß der mündige Patient dem Arzt nicht mehr blind vertraut, wie das früher der Fall war. Er scheut sich auch nicht mehr, seiner Leiden wegen verschiedene Ärzte zu konsultieren. Das ist verständlich, aber es untergräbt das für eine erfolgreiche Behandlung unabdingbare Vertrauen zwischen Arzt und Patient.

Es geht mir an dieser Stelle nicht darum, hier alle die Methoden aufzuzählen und zu beschreiben, die bei der Behandlung von Krebs teils mehr, teils weniger erfolgreich angewandt werden. Jeder Betroffene befaßt sich zwangsläufig damit und macht sich kundig. Es mag auch sein, daß dem einen oder anderen eine Auswahl von Naturheilmitteln helfen. Einige empfehlen die Umstellung der Ernährung, andere Frischzellenkuren oder gezielte physikalische Anwendungen. Selbst Geistheiler, Besprecher und Handaufleger berichten von sensationellen Erfolgen. Ich bezweifle sie deshalb nicht, weil ich aus eigenen Erlebnissen und Erzählungen von Gesprächspartnern um die ungeheure Macht des Glaubens weiß, die solche »Wunder« zuwege bringen kann.

Wenn also vom »Glauben« die Rede ist, der »Berge versetzen kann«, dann assoziiere ich diese Aussage alsbald mit der Überlegung, wie es überhaupt um unsere Fähigkeit zu glauben bestellt ist. Erinnern wir uns an seine Kraft immer erst dann, wenn wir in Not sind, oder ist er wirklicher Bestandteil unseres christlichen Alltags? Wohl dem, der auf die Kraft des Gebets vertraut und an die Macht seines Schöpfers glaubt; er wird viele Probleme gelassener angehen und kritische Ausnahmesituationen seines Lebens garantiert besser meistern. Frage ich Kranke und Verzweifelte, die mich zum Gespräch aufsuchen, ob sie beten könnten, so antwortet die Mehrzahl von ihnen mit nein. Leider.

Für mich ist unzweifelhaft, daß der Prozeß der Wiedergesundung eines Menschen so lange auf tönernen Füßen steht, bis die Notwendigkeit der dualen Behandlung erkannt wird. Das bedeutet, daß sich der Arzt auf verlorenem Posten befindet, wenn ihm zur Seite der Seelsorger fehlt. In meiner Kindheit waren Hausarzt und Pfarrer die wichtigsten Bezugspersonen der Familien. Sie wurden in allen bedeutsamen Fragen der körperlichen und seelischen Gesundheit oder Krankheit zu Rate gezogen und begleiteten die Familien meist ein ganzes Leben lang. Oft brachten die Ärzte die Kinder von zwei bis drei Generationen mit auf die Welt, und die Seelsorger tauften, konfirmierten und trauten wiederum die Kinder und deren Nachkömmlinge. Heute sind die meisten Ärzte zu Symptomspezialisten, die Pfarrer zu Verwaltungsbeamten geworden, denen für ihre eigentliche Aufgabe, sich um die Seelen der ihnen anvertrauten Gemeindeglieder zu kümmern, kaum Zeit bleibt. Natürlich verlockt andererseits der Gedanke an mehr Freizeit dazu, eine Berufung aus Passion gegen den Beruf mit geregelter Arbeitszeit einzutauschen. Der Übergang vieler Pfarrer zum Beruf des Religionslehrers belegt dies deutlich.

05 MEDITATIONEN HELFEN HEILEN

Wenden wir uns dem wirklichen Anliegen und Inhalt dieses Buches zu, dann ist die Frage berechtigt, was Meditationen sind und was sie im Zusammenhang mit einer Krebserkrankung bewirken können. Meditation, lateinisch »meditatio«, bedeutet »tiefes Nachdenken, sinnendes Betrachten, auch religiöse Versenkung, in tiefes Nachdenken versunken«. Wir begeben uns in die Stille, machen uns Gedanken über uns selbst oder andere, über Schicksale, Ereignisse, Erlebnisse, die Gegenwart, Zukunft, über Gesundheit, Krankheit, Tod. Es gibt viele Dinge oder Geschehnisse in unserem Alltag, die uns bewegen, berühren, beschäftigen oder unverständlich sind. Ihren Sinn zu erfahren und zu begreifen kann lohnendes Ziel von Meditationen sein. Ihre positive Wirkung auf uns selbst räumt mit alten, festgefahrenen Ansichten auf, setzt neue Maßstäbe, verändert oder erneuert unser Denken, läßt uns wieder befreit auf- und durchatmen und setzt ungeahnte Kräfte in uns frei.

Wer meditiert, der befindet sich auf dem Weg zu sich selbst, kommt an, kehrt ein. Er möchte über die mentale Innenschau zu Erkenntnissen gelangen, die zum Verständnis der eigenen Gesetzmäßigkeiten, bestimmter Lebensabläufe und naturgegebener Zusammenhänge führen. Im Vordergrund stehen dabei die Fragen nach beständiger Gesundheit von Körper, Seele und Geist, die Ursachen von Krankheit und deren Auswirkungen auf unsere Lebensqualität.

Ob und wie eine Meditation bei uns ankommt, auf uns wirkt, Klarheit schafft, Einsichten vermittelt, läßt sich vor allem deshalb nicht voraussagen, weil jeder von uns, seiner Mentalität entsprechend, sehr verschieden reagiert. Wer sich öffnen und hingeben kann, selbstkritisch und zu notwendigen Veränderungen in seinem Tun und Verhalten bereit ist, der tut sich begreiflicherweise leichter als der Zweifler und Skeptiker.

Wenn wir lernfähig sind, erfahren wir schon bald, wie segensreich Meditieren für uns sein kann. Durch die entspannende Lösung unserer Muskeln und Gefäße im körperlichen Bereich einerseits, die Öffnung unserer geistigen und seelischen Zentren andererseits, setzen wir gewaltige Reserven frei. Sie haben die Kraft und die Macht, den freien Fluß unserer Lebensenergien wiederherzustellen; sie lassen uns wieder heil werden, unseren kranken Körper gesunden. Es geht dabei vordergründig um die Unterstützung unseres Abwehrsystems, indem wir dem Körper durch entsprechende Lebensweise die Möglichkeit zur Selbstheilung geben. Ruhe, Gelassenheit und Ausgeglichenheit sorgen für heilsame Stille ganz tief in uns drinnen. Wir entfernen allen seelischen Müll, der die freie Entfaltung unserer Abwehrkräfte blockiert. Beim nächsten Schritt gehen wir auf die Problematik unserer Erkrankung ein, suchen und finden ihre Ursachen und erneuern uns durch die gezielte Umprogrammierung unseres fehlgeleiteten Unterbewußtseins.

Nun verlange ich von dir, dem Leser und Betroffenen, nicht, daß du meinen Ausführungen vorbehaltlos Glauben schenken sollst. Im Interesse einer Verbesserung deines Gesundheitszustandes solltest du aber meine in der Praxis – auch an mir selbst – erprobten Vorschläge zumindest prüfen und meine Übungen testen. Du kannst dir damit nicht schaden, sondern wirst dabei in jedem Fall nützliche Erfahrungen machen. Wer wissen will, ob ihm eine Speise schmeckt und bekommt, der muß sie kosten. Nicht anders verhält es sich beim speziellen Anliegen dieses Buches, dem Aktivwerden in eigener Sache, der Behandlung von Krankheiten, deren Erfolg aus vielerlei Gründen meist nicht voraussehbar ist. Was der eine verträgt, bekommt dem anderen vielleicht gar nicht und umgekehrt. Da gilt es, die Probe aufs Exempel zu machen, wie das selbst erfahrene Ärzte ständig auch tun müssen. Sie bemühen sich darum, aus ihrem reichen Erfahrungsschatz das für den Patienten Bestmögliche anzuwenden. Es erübrigt sich bestimmt, dich darauf hinzuweisen, daß du nur Erfolg haben wirst, wenn du mein Übungsprogramm beharrlich und konsequent durchführst. Es ist sinnlos, einzelne Meditationen und Übungen einfach herauszugreifen, ohne deren Reihenfolge zu beachten. Auch die Annahme, hier könnten die Probleme deiner Krankheit wie in einem Schnellkursus kurzerhand beseitigt werden, ist ein Trugschluß und garantiert zum Scheitern verurteilt. Gehe also Schritt für Schritt, einen nach dem anderen, ohne Hektik voran, und nimm dir viel Zeit, Zeit für dich selbst. Du brauchst sie.

Noch ein kleiner Tip, ehe du einsteigst: Lege dir ein leeres Heft, einen Kalender oder ein Tagebuch zurecht, in das du sowohl dein jeweiliges Befinden, die absolvierten Übungen, als auch Erfolge und Mißerfolge täglich einträgst. Diese Aufzeichnungen geben dir im Lauf der Zeit wichtige und wertvolle Hinweise für die planmäßige Fortsetzung des Übungsprogramms, vielleicht aber auch Fingerzeige für notwendige Änderungen bzw. Korrekturen desselben.

06 WIR BEGINNEN MIT ENTSPANNUNGSÜBUNGEN

Erfolg haben wollen, ganz gleich auf welchem Gebiet, setzt also stets voraus, daß wir aktiv werden, etwas tun, etwas unternehmen. Wer nichts wagt, der kann demzufolge auch nichts gewinnen, und wer als Rennläufer am Start stehenbleibt, der wird niemals ans Ziel gelangen. Viele Menschen bleiben zeit ihres Lebens erfolglos, weil sie sich, von Zweifeln und Ängsten geplagt, weder zu notwendigen Veränderungen in ihrem Alltag noch zu einem grundsätzlichen Neubeginn aufraffen können. Sie hinterfragen nicht nur ALLES und JEDES, sondern stellen jedes Ding, jede Existenz mit ihren ständigen WENN, ABER, WARUM und WIESO generell in Frage. Schade vor allem deshalb, weil sie in ihrer Unsicherheit jede Entfaltungsmöglichkeit und Weiterentwicklung der eigenen Persönlichkeit blockieren und unterdrücken. Wer sich selbst und damit seiner Zukunft im Wege steht, braucht sich nicht zu wundern, wenn er ohne Unterlaß über die eigenen Füße stolpert.

Darum ist jetzt der Zeitpunkt gekommen, mit den Übungen anzufangen, auch dann, wenn dich meine Ausführungen vielleicht noch nicht völlig überzeugt haben. Beginne also mit den acht Entspannungsübungen, die als Einstieg für die nachfolgenden Meditationen gedacht sind. Probiere sie einfach aus und überzeuge dich davon, wie beruhigend und besänftigend ihre Wirkung auf dein vegetatives Nervensystem ist. Sie verhelfen dir vor allem zu den für Geist, Seele und Körper notwendigen Ruhepausen, dienen deiner ganzheitlichen Erholung und vermeiden, daß du zusätzlich an totaler Erschöpfung erkrankst. Sie sind gewissermaßen der Unterbau, auf denen die eigentlichen Meditationen aufgebaut werden und die dir alle Chancen auf Linderung oder Heilung deines Leidens eröffnen.

Wie wird geübt?

Wir üben möglichst im Liegen, seltener im Sitzen. Beim Entspannungsprogramm übt entweder jeder für sich selbst oder auch zusammen mit einem Partner oder in der Gruppe. Suche die für dich bequemste Haltung aus. Es gibt keine Vorschriften wie, wann und wo wir meditieren bzw. üben sollen. Ziehe dich in einen stillen, angenehm temperierten und nicht zu hellen Raum zurück. Sorge weiter dafür, daß mögliche Störquellen wie Telefon, Hausklingel, Rundfunk, Fernsehen, Kinderlärm und dergleichen ausgeschaltet sind.

HM-Übung 01: Loslassen

Mache es dir also bequem, lege dich ganz entspannt und gelöst auf einer weichen Unterlage auf die Erde, auf eine Couch oder das Bett. Öffne einengende Hosen und Rockbünde, lege Metalluhren und Armbänder ab. Als Kopfstütze dient ein in den Nacken gelegtes kleines Kissen oder zusammengerolltes Handtuch. Die Arme liegen seitlich neben dem Körper, ohne Tuchfühlung, die Handflächen nach unten, die Beine sind leicht gespreizt, die Fußspitzen nach außen geklappt.

Öffne und schließe einige Male ganz weit deinen Mund, gerade so, als würdest du gähnen. Dann lasse den Unterkiefer einfach fallen.

An der Schwierigkeit, den Unterkiefer fallen zu lassen, kannst du erkennen, wie verbissen und verspannt im wahrsten Sinne des Wortes wir heutzutage sind.

Schließe deine Augen. Versuche, an nichts zu denken. Fällt dir aber dies oder jenes eben ein, so wehre dich nicht gegen diese Gedanken, sondern lasse sie zu dir kommen. Stelle dir vor, daß sie in diesem Augenblick ohne Bedeutung für dich sind. Gib ihnen Raum und beobachte, wie sie vor deinem geistigen Auge aufsteigen wie Seifenblasen, die schillernd, tanzend vom eiligen Wind davongetragen werden und in der Luft bald schon zerplatzen.

Treibe einige Minuten lang einfach nur so vor dich hin. Wie ein Blütenblatt auf einem stillen Weiher.
Treibe, schwebe, träume, lasse es geschehen. Es ist gut so.
Du fühlst dich wohl, gut, bist ganz locker und gelöst. Ruhe aus.
Nun balle deine Hände zu Fäusten, drücke sie beim Einatmen kräftig zu – und lasse sie beim Ausatmen ganz langsam wieder los.

Das Ausatmen und Loslassen geht dabei mindestens doppelt so lange wie das Einatmen und Anspannen. Achte darauf, daß die in den Lungen sich befindliche Luft völlig ausgeatmet wird. Hast du damit Schwierigkeiten, so kannst du zwischendurch einige Atemzüge unter Zuhilfenahme beider Hände durchführen, die durch Druck auf den Leib den letzten Rest Luft hinauspressen.

Wiederhole die Kombination EINATMEN-ANSPANNEN und AUSATMEN-LOSLASSEN einige Male und werde dir bewußt, daß dieses Geschehen sehr viel mit dem Begriff zwanghaften Festhaltens zu tun hat. Darum versuche loszulassen, was du entweder nicht festhalten kannst oder magst.

Ziehe Vergleiche mit deinem Leben. Woran klammerst du dich fest? Was kannst du loslassen, weggeben, verdauen, verschmerzen, was nicht? Wovon magst du dich nicht trennen, was verstimmt dich, was tut dir weh? Sobald du dir darüber klargeworden bist, daß viele Dinge und Geschehnisse es nicht lohnen, festgehalten zu werden, wirst du ruhiger und entspannter durchatmen, dich freier, befreiter fühlen. Laß es gut sein und ruhe einige Minuten aus.

Dann spanne erneut deine Hände beim Einatmen kräftig an und hauche beim Loslassen und Ausatmen ganz gedehnt das Wort

L-o-o-o-o-o-o-o-o-o-s-s-s-s (Los)

vor dich hin.

Wiederhole das, ohne dich dabei anzustrengen, so lange, als es dir guttut. Du kannst zwischendurch einige normale Atemzüge einlegen.

Nun ruhe aus. Treibe, gleite, schwebe, träume. Dann öffne deine Augen!

Wirst du nach dieser Übung wieder alltags-aktiv, so kurble deinen Kreislauf an durch kräftiges Recken, Strecken, Dehnen und herzhaftes Gähnen. Atme einige Male tiefer ein und wieder aus. Du spürst, wie deine Arme und Beine wieder leicht, frei und beweglich werden. Du fühlst dich frisch und erholt, bist hellwach und konzentriert. Hast du losgelassen, was du jetzt, in diesem Augenblick, nicht mehr brauchst, was festzuhalten sich vermutlich gar nicht lohnte? Versuche, die kontinuierliche Auflösung aller Blockaden in deinen Muskeln und Gefäßen zu spüren, den freien Fluß der Kräfte in dir zu empfinden. Und sage dir, daß es dir von Augenblick zu Augenblick besser geht. Tu es, tu es wirklich!

HM-Übung 02: Die Muskeln aktiv entspannen

Lege dich zu dieser Übung bequem nieder, schließe die Augen und ruhe so zwei Minuten in der Stille aus, indem du locker und gleichmäßig, entspannt und gelassen, möglichst bis tief in den Bauch hinein atmest

ei---n und au---s, ei---n und au---s

Leicht und frei geht dein Atem, ganz von selbst. Du spürst ganz
deutlich das entkrampfende Fließen deiner Atemzüge, ihre beruhigende Wirkung ganz tief in dir drinnen.

Du wirst jetzt die Körpermuskeln deines ganzen Körpers entspannen,
indem du sie nacheinander mit dem Einatmen kurz und kräftig anspannst,
danach mit dem Ausatmen wieder langsam lockerst und losläßt. Atme
also gleichzeitig mit der Muskelanspannung ganz tief ei---n, mit dem Loslassen derselben ganz langsam wieder au---s.

Wir beginnen bei der Kopfhaut.

Atme durch die Nase ein und spanne gleichzeitig deine KOPF-
HAUT an. Ziehe sie zusammen und lasse sie mit der Mund-
Ausatmung wieder los. Tu das dreimal hinereinander.

Und nun die STIRN anspannen, einatmen---und wieder loslassen und gedehnt ausatmen. Ebenfalls dreimal.

Dann die AUGENPARTIEN anspannen, einatmen---und wieder loslassen und ausatmen. Ebenfalls dreimal.

Die WANGEN anspannen, einatmen, loslassen und ausatmen.
Immer dreimal durchführen.

Den MUND durch Zusammenpressen anspannen, einatmen---
und wieder loslassen und ausatmen. Dreimal.

Das KINN durch Tieferdrücken anspannen, einatmen---und
wieder loslassen und ausatmen. Dreimal.

Den HALS anspannen, einatmen---und loslassen und ausatmen. Dreimal.

Die ARME gleichzeitig anspannen, einatmen---und wieder loslassen mit dem Ausatmen. Ebenfalls dreimal hintereinander.

Die HÄNDE zu Fäusten ballen, einatmen---und wieder lösen
und ausatmen. Dreimal.

BRUSTMUSKELN anspannen, einatmen---und wieder lösen
und ausatmen. Dreimal.

Die SCHULTERN zusammenziehen, einatmen---und wieder
lösen und ausatmen. Dreimal.

Den RÜCKEN anspannen, einatmen---und wieder loslassen
und ausatmen. Dreimal.

Die BAUCHMUSKELN durch Einziehen anspannen, einat-
men---und wieder lösen mit dem Ausatmen. Dreimal.

Das GESÄSS durch Zusammenkneifen anspannen, einatmen---und wieder loslassen und ausatmen. Dreimal.

Die OBERSCHENKEL anspannen, einatmen---und wieder loslassen mit dem Ausatmen. Dreimal.

Die KNIE zum Boden drücken und anspannen, einatmen---und wieder loslassen und ausatmen. Dreimal.

Die UNTERSCHENKEL (WADEN) anspannen, einatmen---und wieder loslassen und ausatmen. Dreimal.

FÜSSE und ZEHEN anspannen, einatmen---und wieder lösen mit der Ausatmung. Dreimal.

Zum Schluß den GANZEN KÖRPER, alle MUSKELN mit dem Einatmen gleichzeitig und kräftig an---spannen und mit dem Ausatmen wieder los---lassen. Ebenfalls dreimal hintereinander.

Nun ist es genug. Ruhe aus, lasse dich einfach treiben und lausche auf deinen Atem. Genieße das Gefühl von Stille, Zufriedenheit, Gelöstheit und Gelassenheit in dir.

Dann nimm die Entspannungshaltung wieder zurück. Atme tiefer ein und aus, spanne deine Muskeln an und lasse wieder los. Recke und strecke dich, gähne laut und herzhaft. Die Arme und Beine werden wieder leicht und sind frei beweglich. Du fühlst dich erfrischt und erholt, bist wieder hellwach und konzentriert. Dann öffne deine Augen.

Versuche zu spüren, ob und wie gut deine Muskeln entspannt sind. Recke, dehne dich aus, strecke und beuge Arme und Beine, rolle deinen Kopf, schüttle deine Schultern, die Hüften und das Gesäß.

Die Übung ist zu Ende. Erhebe dich grundsätzlich langsam. Rolle dich zuerst auf die Seite, dann setze dich auf.

HM-Übung 03: Die Muskeln mental entspannen

Im Gegensatz zur aktiven Muskelentspannung, bei der wir die Entspannung durch den ständigen Wechsel von Anspannen und Loslassen geübt haben, begeben wir uns nun in den mentalen, den geistigen Bereich. Wir üben autogen, das heißt, wir nutzen zur Muskelentspannung die Technik des Autogenen Trainings, bei der durch entsprechende Vorsatzformeln unsere Vorstellungskräfte sensibilisiert werden.

Das Autogene Training (AT) ist eine Methode der konzentrativen Selbstentspannung, die Professor J.H.Schultz in den zwanziger Jahren aus der klinischen Hypnose weiterentwickelte. Entsprechende Erfahrungen mit Patienten veranlaßten ihn, die Fremdbeeinflussung der Hypnose durch Selbstbeeinflussung, also Autohypnose, zu ersetzen. Wer die Übungen des Autogenen Trainings beherrscht, ist deshalb jederzeit in der Lage, sich selbst in einen Ruhezustand zu versetzen, in allen Lebenssituationen gelassen zu bleiben, sich in den Griff zu bekommen und entsprechend positiv zu reagieren.

Das AT ist also keine Religion, keine Weltanschauung, und es vollbringt auch keine Wunder. Dafür versetzt es uns durch seinen beruhigenden Effekt in die Lage, unsere Organe und Organsysteme über das vegetative Nervensystem günstig zu beeinflussen. Als Methode des konzentrativen Selbstentspannens kommt das Autogene Üben unserer westlichen Denkweise sehr entgegen. Im Gegensatz zu Yoga können wir es zu fast jeder Tageszeit, nahezu an jedem Ort und unter Umständen sogar am Arbeitsplatz durchführen. Wir brauchen dazu nur wenige Minuten, in denen wir innehalten, abschalten, uns sammeln, Abstand vom Alltag gewinnen, umschalten auf Ruhe, Entspannung und Erholung. Ärger, Probleme und Konflikte tangieren uns plötzlich nicht mehr.

Wir lernen uns im AT besser kennen, erfahren uns selbst, ebenso die Ursachen unserer inneren Unruhe, Nervosität, Ängste und Sorgen, von Konzentrationsschwäche und Schlafschwierigkeiten. Durch die ständigen Wiederholungen der Übungsformeln programmieren wir unser Unterbewußtsein auf Ruhe und Gelassenheit, Mut, Selbstsicherheit und Freisein von Angst. Wir werden wieder positiv, lösen alle unsere Probleme vernünftig, mit kühlem Kopf und klarem Verstand und stehen über jeder schwierigen Situation in unserem Leben. Das macht uns froh, frei und gibt uns Kraft zur Bewältigung unserer Aufgaben und Pflichten.

Die tägliche Praxis des AT wird Teil unseres Lebens. Wir fühlen uns sicher und geborgen in uns selbst, eingebettet und beschützt, sind in unserer eigenen Mitte. Wir werden besser durchblutet, fühlen uns wohl und gut, sind in vollkommener Harmonie mit uns selbst, frei von vegetativen und seelischen Störungen. Gesundheit und körperliches Wohlbefinden sind das Ergebnis positiver Gedanken und einer ausgeglichenen Lebensbalance, in der sich An- und Entspannung die Waage halten.

Soviel vorerst zum Thema Autogenes Training. Weitere erläuternde Ausführungen hierzu mache ich dann jeweils zu den entsprechenden Übungen.

Und nun wieder Praxis!

Die erste Übung des AT, die sogenannte Schwere-Übung, hat die Entspannung der Muskulatur zum Ziel, die wir über unsere Vorstellungskraft zu erreichen suchen. Wir kennen ja die wohlige Müdigkeit nach einer anstrengenden Arbeit oder sportlichen Leistung und wissen, wie schwer wir danach unsere Glieder empfinden. Nahezu alle unsere Muskeln sind dabei müde, erschöpft, schlaff und so schwer, daß wir sie gar nicht mehr bewegen möchten. Und genau diese Gliederschwere wollen wir mit der AT-Schwere-Übung nachvollziehen und erreichen. Wir stellen uns also vor, wie müde, wie unsagbar schwer und schlaff Glieder und Körper sind. Und je mehr wir uns dies einreden und gleichzeitig bildhaft vorstellen, desto schneller werden wir erleben, daß unsere Vorstellung Wirklichkeit wird.

Mit dieser Schwere-Einstellung werden wir plötzlich müde, ganz müde, sind vollkommen ruhig, locker, gelöst und gelassen und gewinnen Abstand zu allem, was uns bewegt, bedrückt, belastet, zum Alltag und zu unseren Sorgen. Wir überlassen uns dieser angenehmen Müdigkeit und spüren dann ganz deutlich die entspannende Wirkung derselben.

Lege dich ganz bequem nieder, möglichst auf den Rücken, die Arme seitlich neben den Körper, die Handflächen nach unten, die Beine werden leicht gespreizt, die Fußspitzen nach außen. Du wirst nun versuchen, dich total zu entspannen, loszulassen, frei zu machen und zu erholen. Damit du den Text nicht abzulesen brauchst, gehst du in kleinen Übungsschritten vorwärts. Schreibe dir den Text entweder auf einen Zettel oder nimm dieses Buch zur Hand und lies dir die ersten vier Zeilen so lange laut vor, bis du sie völlig auswendig kannst. Danach lege deine Vorlage weg, schließe die Augen und sprich den Text halblaut, aber völlig ruhig und getragen vor dich hin, immer wieder, mindestens zwanzigmal. Und ganz wichtig: Sprich nur mit der Ausatmung!

(Einatmen)
ICH BIN JETZT GANZ RUHIG
(Einatmen)
VÖLLIG RUHIG UND ENTSPANNT,
(Einatmen)
RUHIG,
(Einatmen)
ENTSPANNT.

Nun nimm dein Konzept oder Buch zur Hand und lies die folgenden Zeilen so lange, bis sie dir geläufig sind. Verfahre mit der Atmung wie oben angegeben.

> ALLE MEINE MUSKELN SIND MÜDE,
> GANZ MÜDE, SCHWER UND SCHLAFF.
> ICH LASSE MICH EINFACH FALLEN,
> ICH LASSE LOS.

Auch diesen Übungsteil bei geschlossenen Augen immer und immer wiederholen. Er muß in dein Unterbewußtsein ganz tief eindringen und dort Fuß fassen.

Ziehe nun beide Teile zusammen. Lies zuerst, dann begib dich in Ruhe und sprich den Text mit geschlossenen Augen ganz ruhig und gelassen vor dich hin. Verteile den Inhalt jeder Zeile auf die ganze Länge deiner Ausatmung, auch einzelne Worte wie ruhig oder entspannt. Nochmals: Einatmen, dann mit der Ausatmung eine Zeile sprechen, erneut einatmen, mit dem Ausatmen die nächste Zeile sprechen usw. Also:

> ICH BIN JETZT GANZ RUHIG,
> VÖLLIG RUHIG UND ENTSPANNT,
> RUHIG,
> ENTSPANNT.
> ALLE MEINE MUSKELN SIND MÜDE,
> GANZ MÜDE, SCHWER UND SCHLAFF.
> ICH LASSE MICH EINFACH FALLEN,
> ICH LASSE LOS.

Dies genügt für deinen ersten Versuch. Ruhe dich aus. Für den Anfang wäre es aber sehr gut, wenn du diese Übung wenigstens dreimal pro Tag machen würdest.

Sobald du die erste Übungshälfte im Griff hast, kannst du dich an die zweite heranwagen. Dazwischen noch ein ganz wichtiger Hinweis: Versuche nicht, das in der Übung angestrebte Ziel zu erzwingen. Schalte deinen Willen aus, lasse es einfach geschehen. Es kommt zu dir, früher oder später, aber ganz bestimmt. Sei geduldig.

Mache es dir also wieder bequem, nimm dein Konzept oder dieses Buch zur Hand und lerne – eventuell in Etappen – laut auswendig:

> ARME UND BEINE
> SIND MÜDE UND SCHWER.
> BEINE UND FÜSSE
> SIND GANZ MÜDE UND SCHWER.
> RUMPF UND GLIEDER
> SIND GANZ MÜDE UND SCHWER.

ICH BIN SO MÜDE,
GANZ MÜDE UND GANZ SCHWER,
MÜDE,
SCHWER,
MÜDE,
SCHWER!

Wenn du den Text aufgenommen hast, lege das Buch zur Seite, schließe deine Augen und sprich den gelernten Text wiederum halblaut vor dich hin, ganz ruhig und getragen. Rede also mit den Wellen deiner Atmung. Das beruhigt und macht still.

Ruhe aus. Wirst du danach aktiv, so nimm deine Entspannungshaltung wieder zurück durch Anspannen und Loslassen der Muskulatur, durch Recken und Strecken der Glieder und des Körpers, durch tieferes Ein- und Ausatmen. Sofern du ausdauernd bist, beherrscht du die gesamte, nachstehend noch einmal zusammengefaßte Übung nach ungefähr einer Woche. Und du wirst überrascht feststellen, daß du ruhiger geworden bist, duldsamer, verträglicher und zufriedener. Das aber ist erst der Anfang, und er lohnt sich.

ICH BIN JETZT GANZ RUHIG,
VÖLLIG RUHIG UND ENTSPANNT,
RUHIG,
ENTSPANNT.

ALLE MEINE MUSKELN SIND MÜDE,
GANZ MÜDE, SCHWER UND SCHLAFF.

ICH LASSE MICH EINFACH FALLEN,
ICH LASSE LOS.

ARME UND HÄNDE
SIND MÜDE UND SCHWER.

BEINE UND FÜSSE
SIND GANZ MÜDE UND SCHWER.

RUMPF UND GLIEDER
SIND GANZ MÜDE UND SCHWER.

ICH BIN SO MÜDE,
GANZ MÜDE UND SCHWER,
MÜDE,
SCHWER,
MÜDE,
SCHWER.

Lasse die Übung auf dich wirken, meditiere, ruhe aus, solange es dir gefällt und guttut. Falls du diese Übung während des Tages gemacht hast, nimm die Entspannungshaltung – wie zuvor beschrieben – wieder zurück. Beim Üben unmittelbar vor dem abendlichen Einschlafen wird danach nicht zurückgenommen, weil die Aktivierung des Kreislaufs das Einschlafen erschweren würde.

HM-Übung 04: Die Gefäße entspannen

Bei dieser Übung entspannen wir die Gefäße des Körpers durch die intensive Vorstellung strömender Wärme in unseren Adern und Venen. Sie macht sich zuerst durch Kribbeln in den Handflächen oder Fußsohlen bemerkbar; unser gesamtes System wird besser durchblutet. Im Laufe dieser Übung wird das Wärmegefühl immer deutlicher. Es greift von den Armen und Beinen allmählich auf den Rumpf über, so daß wir uns schon bald ganz schwer und warm fühlen. Um das Wärmeerlebnis leichter hervorzurufen und zu intensivieren, nehmen wir in der Vorstellung das »warme Bad« zu Hilfe. Wir denken an das wohligwarme Vergnügen, in der mit warmem Wasser gefüllten Badewanne zu sitzen. Das erleichtert sowohl die Entspannung der Muskeln als auch der Gefäße. Ebensogut können wir uns vorstellen, am Badestrand zu liegen und uns von den wärmenden Strahlen der Sonne bescheinen zu lassen. Je intensiver unsere Vorstellung ist, desto schneller werden wir in die Lage versetzt, jederzeit abzuschalten und Ruhe und Erholung zu finden. Aus dieser Quelle innerer Stille können wir dann allezeit neue Kraft schöpfen.

Mache es dir wiederum bequem, lege dich ganz locker und entkrampft auf den Rücken, die Arme seitlich neben den Körper, die Handflächen nach unten, die Beine werden leicht gespreizt, Fußspitzen nach außen. Einstieg in die Gefäß-Entspannungsübung ist die vorausgegangene Übung der mentalen Muskelentspannung, die ihr grundsätzlich vorangestellt wird. Du kannst sie inzwischen auswendig. Verbinde also beide Übungsteile, sobald du den nachfolgenden Text ebenfalls beherrschst.

Beginne mit kleinen Schritten wie in der vorangegangenen Übung. Schreibe dir den Text entweder auf einen Zettel oder nimm dieses Buch zur Hand. Lies dir die ersten fünf Zeilen so lange laut vor, bis du sie auswendig kannst. Dann lege die Vorlage beiseite, schließe die Augen und sprich den Text halblaut in ruhigem Tempo vor dich hin. Wiederhole ihn ständig, mindestens zwanzigmal, und sprich bitte nur beim Ausatmen.

WOHLIGE, ANGENEHME WÄRME
STRÖMT AUS MEINER KÖRPERMITTE
IN ARME UND HÄNDE, BEINE UND FÜSSE.

ICH BIN GUT DURCHBLUTET,
GANZ SCHWER UND ANGENEHM WARM.

Danach ruhe einige Zeit aus. Denke an nichts, gib dich einfach hin. Lasse geschehen, was geschieht. Kommt dir dieses oder jenes in den Sinn, schenke ihm keine Beachtung.

Zum Schluß nimm die Entspannungshaltung zurück durch tiefere Atemzüge, durch Recken und Strecken, herzhaftes Gähnen sowie durch wechselweises Anspannen und Loslassen der Körpermuskulatur.

Nach einer Pause von ungefähr einer Viertelstunde könntest du versuchen, durch Vereinigung von Schwere- und Wärmeübung das erste große Ziel zu erreichen: die Entspannung der Muskeln und Gefäße deines Körpers durch die geistige Kraft deiner Vorstellung.

Mach dir nichts daraus, wenn der Text in deinem Gedächtnis nicht auf Anhieb haften bleibt; die Wirkung bleibt trotzdem nicht aus. Und nun zur Erinnerung nochmals den Gesamttext, den du wieder einige Male liest, dann in völlige Ruhe gehst und dir halblaut vorsprichst.

ICH BIN JETZT GANZ RUHIG,
VÖLLIG RUHIG UND ENTSPANNT,
RUHIG,
ENTSPANNT.

ALLE MEINE MUSKELN SIND MÜDE,
GANZ MÜDE, SCHWER UND SCHLAFF.

ICH LASSE MICH EINFACH FALLEN,
ICH LASSE LOS.

ARME UND HÄNDE
SIND MÜDE UND SCHWER.

BEINE UND FÜSSE
SIND GANZ MÜDE UND SCHWER.

RUMPF UND GLIEDER
SIND GANZ MÜDE UND SCHWER,
MÜDE,
SCHWER,
MÜDE,
SCHWER.

WOHLIGE, ANGENEHME WÄRME
STRÖMT AUS MEINER KÖRPERMITTE
IN ARME UND HÄNDE, BEINE UND FÜSSE.

ICH BIN GUT DURCHBLUTET,
GANZ SCHWER UND ANGENEHM WARM.

Diese Übung, die du zu Beginn dreimal täglich durchführen solltest, wird dich von Mal zu Mal spürbar ruhiger werden lassen und tief entspannen. Betrachte sie als deine Standardübung, das Fundament, auf dem du dein Haus stabil, Zug um Zug, aufbauen kannst. Du wirst ihre Grundformeln in den meisten der nachfolgenden Übungen und Meditationen wiederfinden, wenn zuweilen auch in gekürzter Form.

HM-Übung 05: Das Herz stärken

Nach den ersten Übungen der Muskel- bzw. Gefäßentspannung, die wir inzwischen als Einzelübungen oder Gesamtübung beherrschen, sprechen wir in Übung 05 die dynamische Kraft unseres Herzens an. Es ist bekannt, daß seelische Erregungen die Herztätigkeit beeinflussen können, wobei ein schreckhaftes Ereignis seine Schlagzahl erhöhen, tiefe Trauer dagegen seinen Stillstand verursachen kann. Das bedeutet, daß die unwillkürliche Herzmuskeltätigkeit unter bestimmten Voraussetzungen dem Willen unterliegt. Die Schlagfolge des Herzens soll deshalb bei allen Übungen weder zu schnellerem noch zu langsamerem Tempo angeregt werden. Es geht also lediglich um die Normalisierung des Herzschlags, das Ansprechen des nervösen, unter Umständen vegetativ fehlgesteuerten Herzens. Falls du an einer ärztlich festgestellten Herzkrankheit wie Herzrasen oder -stolpern leidest, empfehle ich dir, falls du ängstlich bist, die beiden Zeilen ›DENN MEIN HERZ IST GESUND UND ARBEITET ZUVERLÄSSIG‹ einfach wegzulassen. Andererseits berichten viele davon Betroffene, daß sie gerade durch dieses positive Ansprechen ihres Herzens eine spürbare Stabilisierung feststellen konnten. Probiere es aus, und tu dann, was dir bekommt.
Vorab mache dir einleitende Gedanken über dein Herz: seine Existenz, seine Aufgabe, seine Tätigkeit. Im Normalfall denken wir gleich an Liebe und Zuneigung, wenn vom Herzen des Menschen die Rede ist. Es ist aber nicht nur der Sitz der Seele und Gefühle, das Innerste oder der Mittelpunkt, sondern in erster Linie das zentrale Antriebsorgan des Blutkreislaufs, das in der Regel ein Leben lang selbst bei hohen körperlichen Belastungen störungs- und wartungsfrei arbeitet. Kommen starke Gefühle und Empfindungen ins Spiel, gerät es gelegentlich aus dem Tritt. So bezieht es seine Kraft aus Gefühlen der Liebe, der Zuneigung, von Glück und Erfolg, wohingegen Ärger, Unmut, Kränkung, Zorn, Wut, Haß und Vergeltungsdrang seine Zuverlässigkeit stören und es ins Stolpern bringen. Fortwährende seelische Überbelastung führt letztendlich zu organischen Schäden, von denen es sich oft nicht mehr erholt. All dies macht uns verständlich, warum unser Herz sowohl im positiven als auch im negativen Sinne das Gefühlsbarometer unserer Seele ist.

Wir alle wissen aus eigenen Erfahrungen, daß uns wohl ums Herz ist, wenn wir Gedanken und Gefühle von Frieden, Freundlichkeit, Fröhlichkeit, Harmonie und der Liebe pflegen. Hegen wir dagegen Empfindungen von Neid, Haß oder Böswilligkeit, oder fühlen wir uns gekränkt und verlassen, so tut uns das Herz weh. Wenn wir also wollen, daß unser Herz seine Arbeit so zuverlässig und störungsfrei wie möglich tun kann, so müssen wir in besonderem Maß für innere Ruhe und heilsame Stille sorgen. Ein erfolgversprechender Weg dahin ist die folgende Meditation, deren Text wir uns, wie in den Übungen zuvor, durch mehrmaliges Lesen einprägen und dann im Entspannungszustand in die Praxis umsetzen.
Mache es dir also bequem und lege dich ganz entspannt nieder. Höre auf deinen Atem, folge ihm gedanklich, lasse ihn fließen. Hast du Schwierigkeiten abzuschalten, so zähle zehn deiner Atemzüge. Danach atme wieder normal weiter. Das lenkt vom Alltag ab und führt dich zu dir selbst.
Während du den Text liest, lege die rechte Hand auf dein Herz.

ICH BIN GANZ RUHIG,
RUHIG UND ENTSPANNT,
GELÖST UND GELASSEN,
ZUFRIEDEN UND STILL.

MEINE MUSKELN SIND MÜDE,
GANZ MÜDE UND SCHLAFF.

SCHWER SIND ARME UND HÄNDE,
SCHWER SIND BEINE UND FÜSSE.

DER GANZE KÖRPER IST MÜDE,
SCHWER UND WOHLIG WARM.

MEIN PULS GEHT REGELMÄSSIG,
DENN MEIN HERZ IST GESUND
UND ARBEITET ZUVERLÄSSIG.

ICH BIN VOLLER LIEBE,
ZUNEIGUNG UND VERGEBUNG,
FREUNDLICH, FRIEDLICH,
FRÖHLICH UND WOHLGESTIMMT.

ICH FÜHLE MICH SO WOHL UND GUT.
ALLES IST IM LOT.

Wiederhole den zweiten Teil (Puls-Herzübung) bis zu sechsmal. Kann sein, daß du darüber einschläfst. Lasse es zu. Dann nimm die Entspannungshaltung wie üblich zurück, damit dein Kreislauf wieder angeregt wird. Tue es nicht, wenn du die Übung kurz vor dem Einschlafen gemacht hast.
Du kannst die Herzübung an die vorangegangenen anhängen oder auch

separat durchführen. Später werden wir den Gesamttext zur Vereinfachung ohnehin auf ein Minimum komprimieren.
Wie fühlst du dich?

HM-Übung 06: Den Atem genießen

»Leicht und frei strömt die Luft« oder »Ich atme ruhig und gleichmäßig, ganz von selbst«. Das ist die Formel, die dich noch ruhiger werden läßt und zu deiner Entspannung wesentlich beiträgt. Wer ruhig atmet, der spricht ruhig, ist konzentriert und frei von Verkrampfung und Angst. Du wirst dir deiner Atmung bewußt und erlebst, wie du automatisch und rhythmisch atmest, völlig autonom.
Du erreichst den wunderbaren Zustand gelöster Atmung und totaler Entspannung besonders rasch, wenn du zum Beispiel an ein wogendes Kornfeld, sich im Wind wiegende Bäume oder auch an das An- und Ablaufen von Meereswogen denkst. Bei der Atmung sind eine ganze Reihe von Muskeln aktiv beteiligt, vor allen anderen aber der Atemmuskel, das Zwerchfell. Erlebe den Atemvorgang bewußt und fühle dich eins mit dir und deiner Atmung, dem Auf und Ab, den Wogen, die kommen und gehen. Sprich mit den Wellen der Atmung, dann klingen deine Worte getragen, ausgetragen, formuliert, schwingend und tönend. Also atme frei, sprich frei, sei frei.

Und nun zur Praxis:

Beginne mit der Ruhe-Tönung, den Schwere-, Wärme- und Herzformeln, wie du sie in den vorangegangenen Übungen gelernt hast. Damit die Geschichte nicht allzu lang und schwierig wird, werden wir sie nun wie folgt komprimieren:

ICH BIN JETZT GANZ RUHIG,
VÖLLIG RUHIG UND ENTSPANNT,
GANZ MÜDE, SCHWER UND SCHLAFF.

ICH LASSE MICH EINFACH FALLEN,
ICH LASSE LOS.

WOHLIGE WÄRME
DURCHSTRÖMT MEINEN KÖRPER.

ICH BIN GUT DURCHBLUTET
UND FÜHLE MICH SO WOHL.

MEIN PULS GEHT REGELMÄSSIG,

DAS HERZ IST GESUND
UND ARBEITET ZUVERLÄSSIG.

Nun folgt die zu erlernende Atemübung, die du hernach anschließen wirst.

LEICHT UND FREI
GEHT MEIN ATEM,
ERFRISCHEND, BELEBEND,
GANZ VON SELBST.
ES ATMET MICH.

Diesen Kurzteil also lesen, bis du ihn auswendig kannst, dann üben, bis er dir in Fleisch und Blut übergegangen ist, und danach an die Gesamtübung anhängen. Vergiß nach Übungsende nicht die Zurücknahme der Entspannungshaltung, sofern du anschließend deiner Arbeit nachgehst.

HM-Übung 07: Den Leib entkrampfen

Selbst wenn es uns gelingt, einzelne Muskeln oder ganze Muskelgruppen zu entspannen, erleben wir hin und wieder Blockaden vor allem im Bereich des Leibes. So schlägt uns die Unzufriedenheit auf den Magen, Groll und Haß irritieren unsere Galle, Traurigkeit belastet die Leber, seelische Erschütterungen gehen uns an die Nieren, Depressionen drücken den Darm, und Disharmonien machen die Blase krank. Die Reaktionen unseres Körpers auf seelische Belastungen könnten beliebig fortgesetzt werden. Zur Entkrampfung des Leibes bedienen wir uns darum der Sonnengeflechts-Übung, die ihren Ursprung ebenfalls im Autogenen Training hat.
Das Sonnengeflecht, in der Fachsprache »plexus solaris« genannt, beeinflußt den gesamten Bauchraum und damit alle Organe und Organsysteme, die unterhalb des Zwerchfells liegen: den Magen, den Darm, die Leber, die Gallenblase, die Drüsen der inneren Sekretion, die Bauchspeicheldrüse und die Sexualdrüsen. Es befindet sich in der Magengegend, etwa zwischen Brustbeinende und Nabel. Mit der Formel »Mein Sonnengeflecht ist strömend warm« erreichst du eine Intensivierung der Durchblutung des Bauchraums mit seinen Organen. Zum schnelleren Erreichen des gewünschten Ergebnisses kannst du die bildhafte Vorstellung zu Hilfe nehmen, eine warme Kompresse auf dem Leib zu haben oder dir die Sonne auf den Leib scheinen zu lassen, und schon empfindest du diesen als strömend warm.
Er ist alsbald wohlig warm, gelöst, entspannt, durchblutet. Du schickst

das Blut also dorthin, wo du es brauchst, und gewinnst damit Einfluß auf den Stoffwechsel. Ist dein Blutdruck sehr niedrig, dann übe in abgeschwächter Form, indem du den Text nur wenige Male wiederholst. Eine zu intensive Konzentration des Blutes in der Körpermitte könnte sonst unter Umständen eine leichte Benommenheit hervorrufen.

Lerne nun den nachfolgenden Text dieser Übung und schließe ihn, sobald du ihn beherrschst, an die Gesamtübung an, die bis hierher aus der Ruhetönung sowie den Formeln für Schwere, Wärme, Herz und Atem besteht.

> WOHLIG WARM
> IST MEINE KÖRPERMITTE,
> DAS SONNENGEFLECHT
> IST STRÖMEND WARM.
> ALLES LÖST UND ENTSPANNT
> SICH IN MIR.
> ICH FÜHLE MICH SO WOHL UND GUT,
> SCHÖN, ANGENEHM ENTSPANNT.

Abschluß ist wie immer die Zurücknahme der Entspannungshaltung durch tieferes Ein- und Ausatmen, durch Recken, Strecken, Anspannen und Loslassen, herzhaftes Gähnen und Öffnen der Augen. Und nochmals: Die Entspannung nicht zurücknehmen nach Übungen, die unmittelbar vor dem abendlichen Einschlafen gemacht werden.

HM-Übung 08: Einen klaren Kopf behalten

Der letzte Teil unseres mentalen Entspannungsprogramms befaßt sich mit der konzentrativen Kopfübung »Stirn angenehm kühl« oder »Stirn ein bißchen kühl«. Sie führt dich zu Mut, Sicherheit und Selbstvertrauen. Du lernst dabei, über jeder schwierigen Situation in deinem Leben zu stehen, und kannst dich somit von der Angst lösen, die oft nur sehr schwer auszuhalten ist. Du bist dann locker und gelöst, entspannt, entkrampft, gewinnst Abstand zu allem, was dich bedrückt oder belastet, was dir weh tut, dich schmerzt. Dein Kopf bleibt kühl, dein Verstand frisch und klar. Du bist wieder in der Lage, dich auf jeden Gedanken und jede Vorstellung konzentrieren zu können. Dein Leistungsvermögen steigt kontinuierlich an, und du wirst wieder fähig, dich durchzusetzen. Darüber hinaus wird dir mit Hilfe der neugewonnenen Einstellung die Kraft erwachsen, dein Leben, dein Schicksal zu meistern.

Und nun zur Praxis:

Lerne die Formel der Kopfübung zuerst auswendig, dann gehe in Entspannung und sprich sie – wenigstens zwanzigmal – halblaut vor dich hin. Du kannst sie, falls sie für dich und deinen Problemkreis sehr wichtig ist, über längere Zeit hinweg als Einzelübung wiederholen. Dasselbe gilt natürlich auch für die vorangegangenen Übungsteile Loslassen, Muskelentspannung, Schwere, Wärme, Herz, Atem und Sonnengeflecht, die du sowohl einzeln, als auch in der verdichteten Gesamtübung praktizieren kannst.

MEIN KOPF IST FRISCH UND KLAR,
DIE STIRN EIN BISSCHEN KÜHL,
ANGENEHM KÜHL.
ICH KANN MICH
AUF JEDEN GEDANKEN KONZENTRIEREN,
ICH KANN MICH
AUF JEDE VORSTELLUNG KONZENTRIEREN.
ICH LÖSE ALLE MEINE PROBLEME
VERNÜNFTIG,
MIT KÜHLEM KOPF
UND KLAREM VERSTAND.

Hinterher ausruhen, wirken lassen; dann die Entspannungshaltung wieder zurücknehmen, tief durchatmen und frohgemut dem Tagewerk nachgehen. Und zum Schluß nochmals die Wiederholung der Gesamtübung in komprimierter Form, die du ab jetzt täglich mindestens zweimal durchführen solltest. In Sonderfällen, wo das Erlernen dieser Übungen Schwierigkeiten bereitet, empfehle ich die Benutzung von Tonbandkassetten, die du nach meinen Texten möglichst selbst besprechen solltest. Wenn das nicht geht, dann kannst du von mir besprochene Kassetten auch käuflich erwerben. Sie sind im Literaturverzeichnis am Ende dieses Buches aufgeführt.

Kurztext der Gesamtübung:

ICH BIN JETZT GANZ RUHIG,
VÖLLIG RUHIG UND ENTSPANNT,
GANZ MÜDE, SCHWER UND SCHLAFF.
ICH LASSE MICH EINFACH FALLEN,
ICH LASSE LOS.

WOHLIGE WÄRME
DURCHSTRÖMT MEINEN KÖRPER.

ICH BIN GUT DURCHBLUTET
UND FÜHLE MICH SO WOHL.

MEIN PULS GEHT REGELMÄSSIG,
DAS HERZ IST GESUND
UND ARBEITET ZUVERLÄSSIG.

LEICHT UND FREI GEHT MEIN ATEM
ERFRISCHEND, BELEBEND,
GANZ VON SELBST.

ES ATMET MICII.

WOHLIG WARM
IST MEINE KÖRPERMITTE,
DAS SONNENGEFLECHT IST
STRÖMEND WARM.

MEIN KOPF ABER
BLEIBT FRISCH UND KLAR
DIE STIRN EIN BISSCHEN KÜHL,
ANGENEHM KÜHL.

Ruhe aus, lasse die Übung auf dich wirken. Zum Schluß nimm wie gewöhnlich die Entspannungshaltung zurück.

07 AKTIVIERUNG DER THYMUSDRÜSE

Die Thymusdrüse des Menschen erfährt in neuerer Zeit seitens der Medizin sehr viel stärkere Beachtung, als dies über Jahrzehnte hinweg geschehen ist. So sprach die Fachwelt früher irrtümlicherweise von einer unbekannten Thymus-Krankheit, an der Kleinkinder angeblich verstorben waren, weil deren Thymusdrüsen im Vergleich zu denen von obduzierten Erwachsenen bedeutend größer waren. Bei sehr alt gewordenen Menschen wurde sie häufig gar nicht mehr gefunden, was so manchen Mediziner zu der Annahme veranlaßte, sie sei ein überflüssiges Organ. Heute dagegen ist bekannt, daß die Thymusdrüse schon beim Neugeborenen voll entwickelt und in ihrer ganzen Größe vorhanden ist. Im Verlauf von fünf bis sieben Jahrzehnten schrumpft sie dann auf die Größe einer Erbse zusammen. Sie befindet sich hinter dem oberen Teil des Brustbeins, etwa in der Mitte desselben und spielt bei der Regulierung der Energie des Körpers und dessen Immunsystem eine bedeutende Rolle. Ihre Funktionsfähigkeit ist demnach für uns von ganz besonderer Wichtigkeit, da von ihr entscheidende biologische Faktoren unseres Lebens abhängen.
So wurde festgestellt, daß ihre wichtigste Funktion darin besteht, die aus dem Knochenmark in unreifem Zustand ankommenden Lymphozyten – weiße Blutkörperchen – unter dem Einfluß der Thymushormone heranreifen zu lassen. Danach werden sie wieder entlassen und siedeln sich in den Lymphknoten und der Milz an, wo neue Generationen von T-Zellen entstehen. Obgleich der Thymus zeitlebens Hormone produziert, nimmt er nach der Wachstumsphase an Größe ab. Aber auch Streßfaktoren bewirken zusätzliche Schrumpfungen des Organs und beeinträchtigen so zwangsläufig seine Leistungsfähigkeit.
Die vom Thymus auf ihre Aufgabe vorbereiteten T-Zellen sind für die immunologische Überwachung verantwortlich und in der Lage, körpereigene von körperfremden Stoffen zu unterscheiden. Sie wehren vor allem Infektionen ab und zerstören abnormale Zellen (Krebs). Fehlen den Abwehrzellen infolge Thymusschwäche die notwendigen T-Hormone, werden sie der Krebszellen nicht mehr Herr, und die Krankheit kann sich teils schleichend, aber auch in Windeseile ausbreiten. Die Aktivität der Thymusdrüse ist daher bedeutsam für die Verhinderung von Krebs, dessen Risiko mit zunehmendem Alter ansteigt.
Unzweifelhaft ist bekannt, daß die Schwächung unseres Abwehrsystems durch eine ganze Reihe von Streßfaktoren die Entstehung und Ausbreitung des Krebses ermöglicht. Einleuchtend ist aber ebenso die Erkenntnis, daß die Ausschaltung gerade dieser Faktoren, die weitgehend aus eigenem Fehlverhalten resultieren, aber auch durch Störungen von

außerhalb verursacht werden, der Stärkung unseres Immunsystems dienen müßte. Wenn es uns also gelingt, unseren Thymus durch entsprechende Entlastung zu aktivieren, so können wir uns berechtigte Hoffnungen auf die Wiederherstellung unserer Gesundheit machen.

Die Verabreichung von Thymus-Präparaten durch den Arzt wird hier und da erstaunliche Erfolge bringen. Was wir selbst zur Verbesserung und Stärkung unserer Lebensenergie zusätzlich tun können, ist die manuelle Aktivierung der Thymusdrüse. Wir beklopfen den Thymuspunkt auf der Mitte unseres Brustbeins ganz leicht mit den Fingerspitzen unserer Arbeitshand wenigstens zweimal täglich. Die Wirkung läßt sich aber noch verstärken, wenn wir die nachstehende Übung in unser Entspannungs- und Meditationsprogramm mit einbauen. Wer sich ausführlicher über Feststellung und Behandlung des eigenen Energiezustandes informieren will, dem empfehle ich das Studium der Bücher ›Der Körper lügt nicht‹ von Dr.John Diamond sowie ›Im Mittelpunkt der Mensch‹, das ich 1985 geschrieben habe (siehe Literaturverzeichnis).

HM-Übung 09: Thymus-Stärkung

Mache es dir zur täglichen Gewohnheit, mindestens zweimal deine Thymusdrüse durch zehn-bis zwölfmaliges Beklopfen zu aktivieren und anzuregen. Du kannst es sowohl im Sitzen als auch im Liegen tun. Nimm dazu die zusammengelegten Finger-

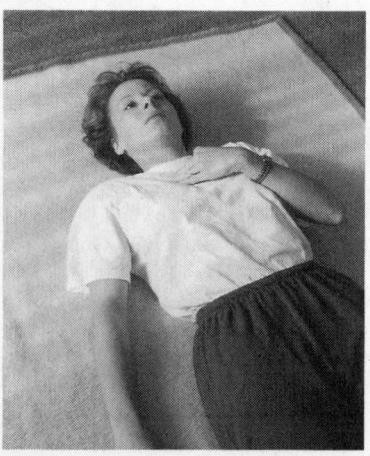

Abb. 1

38

spitzen deiner Arbeitshand, je nachdem, ob du Rechts- oder Linkshänder bist *(Abb.1)*, und beklopfe damit – wie angegeben – die Mitte deines Brustbeins.

Versuche festzustellen, ob du dich danach munterer, gestärkt und aktiver fühlst. Spätestens nach einigen Tagen aber wirst du in deinem Befinden eine erhebliche Besserung feststellen können.

08 DIE KÖRPERZENTREN

Wenn wir davon ausgehen, daß der Mensch aus Geist, Seele und Körper besteht, dann können wir uns mit der Vorstellung seiner Einteilung in drei Zentren ohne weiteres anfreunden. Sind wir gar bereit, die Existenz von

1) Kopf (Geist)
2) Herz (Seele) und
3) Leib (Körper)

bewußt zu akzeptieren, tun wir uns nicht mehr schwer, die Quellen unserer Lebensenergie anzuzapfen, aus ihr zu schöpfen und sie uns nutzbar zu machen. Wir können die uns zufließenden Kräfte dann jederzeit in allen schwierigen und kritischen Lebenslagen einsetzen. Der richtige Weg dahin führt über die Übungen und Meditationen dieses Buches. In der Praxis geschieht dies dadurch, daß wir die Körperzentren vor jeder Übung weit öffnen und hinterher wieder schließen werden. Das ist vergleichbar mit vielen Dingen unseres Alltags, wenn wir zum Beispiel die Rolläden hochziehen, um die Morgensonne in unser Haus einzulassen, oder zur Entlüftung unserer Wohnung die Fenster weit aufmachen, um die verbrauchte Luft durch frische zu ersetzen. Nicht anders ist es, wenn wir irgendeinen Stoff oder eine Flüssigkeit in ein verschlossenes Gefäß einfüllen oder durch eine verriegelte Pforte gehen wollen; wir müssen beide zuvor öffnen bzw. mit dem passenden Schlüssel aufschließen.

Wollen wir auftanken, neue Kraft schöpfen, uns also erholen und uns unserer Lebensenergie bewußt werden, dann müssen wir dazu die Türen zu unseren drei Zentren Kopf, Herz und Leib ganz weit auftun. Zuerst trennen wir uns von allen verbrauchten und negativen Gedanken, von der Unrast unseres Herzens und den Unlustgefühlen unserer Körperglieder und schaffen Platz für alles Positive, alles Gute, Schöne und Neue. Die kosmischen Ströme der Liebe, des Friedens und der Harmonie finden dann Raum, tief in uns einzudringen und ihre alles heilenden Kräfte wirksam werden zu lassen. Zur Öffnung unserer Körperzentren bedienen wir uns symbolischer Gesten, die wir sowohl im Liegen als auch im Sitzen wie folgt ausführen.

HM-Übung 10: Öffnen und Schließen

Die Öffnung geschieht, indem wir die offenen Handflächen über Stirn, Augen und Nase legen *(Abb.2)*, etwa fünf Sekunden ruhen lassen und dann die Arme mit öffnender Gebärde neben den Körper, bei Sitzhaltung auf die Oberschenkel ablegen *(Abb.3)*.

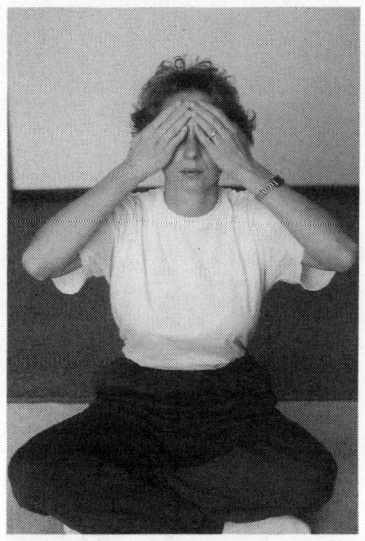

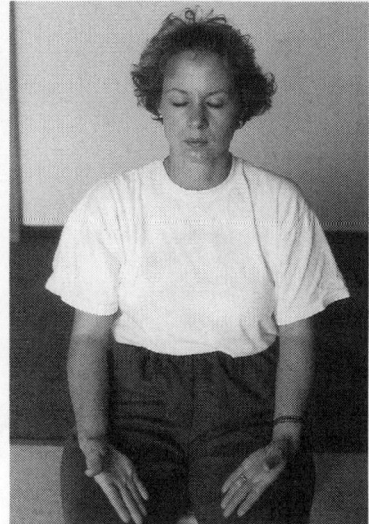

Abb. 2   Abb. 3

Dann legen wir die Hände auf die Brust *(Abb.4)*, lassen sie dort fünf Sekunden ruhen und bringen sie danach mit öffnender Gebärde wieder zum Ausgangspunkt zurück.

Bei der Körperöffnung legen wir die Hände großflächig auf den Leib *(Abb.5)*, lassen sie dort etwa fünf Sekunden und legen sie dann wie zuvor neben den Körper bzw. auf die Oberschenkel zurück.

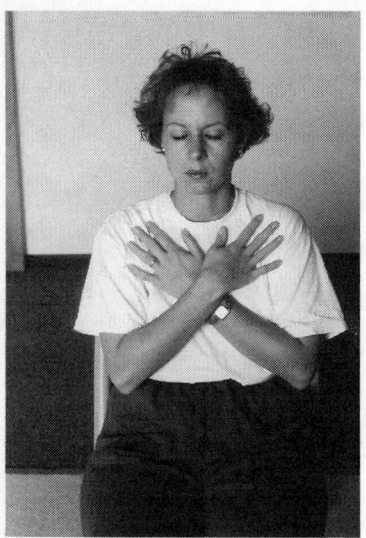
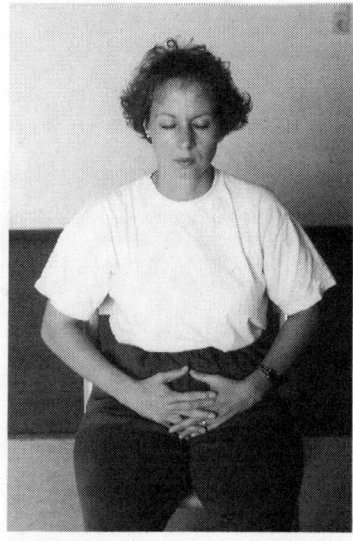

Abb. 4　　　　　　　　　　　　　　Abb. 5

Das Ganze dauert also nur eine gute Minute, wenn wir zwischen den einzelnen Übungsteilen eine kurze Pause einlegen. Ich unterstelle allerdings, daß der Übende sich in das Geschehen voll einbringt, weil abschweifende Gedanken die Wirksamkeit untergraben.

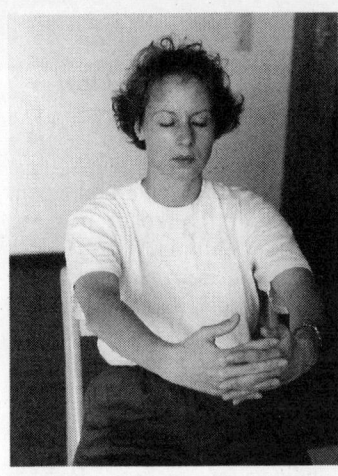

Abb. 6

Nachdem du gelesen und gesehen hast, wie es gemacht wird, setze die Übung in die Praxis um: Öffne die drei Zentren deines Körpers. Dann bleibe einige Minuten ruhig liegen oder sitzen. Danach nimm dieses Buch zur Hand und lies, wie wir uns wieder schließen.

Wir legen unsere Hände in den Schoß, falten sie wie zum Gebet, und führen sie dann ausgestreckt über den Leib, das Herz und den Kopf hinweg in den Nacken. Das tun wir dreimal hintereinander, indem wir uns dieses Schließen gleichzeitig bildhaft vorstellen *(Abb.6)*.

Spiele es durch. Öffne nochmals nacheinander die Zentren, stelle dir den Austausch und die Erneuerung deiner Gedanken, Gefühle und Empfindungen vor, danach schließe sie wieder.

09 DER GEIST, TRIEBFEDER UNSERES DASEINS

Der Geist in uns macht uns bewußt, daß wir körperlich sind und leben. Dieses Geistesbewußtsein treibt uns an: es sieht, prüft, erkennt, begreift, versteht und befiehlt, was der Körper dann durch Mimik, Wort, Gestik und Bewegung in Handlung umsetzen wird. Unsere Schaltzentrale Unterbewußtsein dagegen ist durch Erlerntes und Erfahrenes auf die richtige Ausführung der vom Bewußtsein gegebenen Befehle programmiert. Wir rufen also gespeichertes Wissen ab und setzen es mittels Nervensystem und Muskulatur in Bewegung um. Dem Unbewußten, das die Aufträge an die Organe weiterleitet, ist es dabei völlig gleichgültig, ob es sich um vernünftige oder mißbräuchliche, um positive oder negative Anweisungen handelt. Darum führen sich ständig widersprechende Befehle des Geistes zwangsläufig zu verwirrenden Reaktionen des menschlichen Körpers. Zum besseren Verständnis könnte ein Beispiel aus der Schifffahrt dienen, wenn ein Kapitän »volle Kraft voraus« anordnet, obgleich vor seinem Schiff ein riesiger Eisberg auftaucht. Der Maschinist – das Unbewußte – tief unten im Schiff führt den Befehl aus, ganz gleich, ob er nun logisch ist oder nicht.

Unser Geist stellt also unser Bewußtsein, den Kopf, unser Ich, die Intelligenz, den Verstand und unseren Willen dar; er treibt uns mehr oder minder stark an, je nach Mentalität und Veranlagung des einzelnen. Seinen Treibstoff, die Lebensenergie, bezieht er aus unseren Gedanken, unseren Wünschen, Vorstellungen, Erwartungen und Gefühlen, deren Spannbreite von Mensch zu Mensch aus diesem Grund unterschiedlich groß ist. Alle von Emotionen getragenen Überlegungen, Pläne und Entscheidungen beeinflussen aber unmittelbar unsere Lebenskraft. Der Tonus der Vitalität eines Menschen ist demzufolge ständigen Schwankungen unterworfen, da er weitgehend von unseren wechselnden Stimmungen abhängig ist.

Um aus dieser Erkenntnis den größtmöglichen Nutzen für unser Anliegen zu ziehen, heißt es, ihn zu entdecken, kritisch zu beobachten, Trends wahrzunehmen, Fehlsteuerungen zu erkennen, sie umzuleiten, zu stützen, zu sichern und die ihm innewohnenden Kräfte uns dienstbar zu machen. Wir kommen diesem Ziel rasch näher, wenn wir die nachstehenden drei Übungen nachhaltig und wiederholt in die Tat umsetzen.

44

HM-Übung 11: Sich erkennen

Mache es dir zur folgenden Meditation bequem. Setze dich ganz locker und entspannt in aufrechter Haltung auf einen Hocker oder Stuhl.

Zentriere deinen Kopf durch leichtes Pendeln nach allen Seiten so lange aus, bis du das Gefühl völliger Spannungsfreiheit verspürst.

Falls du bettlägerig bist oder aber lieber im Liegen übst, kannst du diese Meditation trotzdem durchführen.

Öffne deine Zentren Geist, Seele und Körper, wie ich sie im vorigen Kapitel beschrieben habe.
Stärke deinen Thymus durch mehrmaliges Beklopfen des Punktes auf deiner Brustbeinmitte.
Schließe die Augen. Höre auf deinen Atem, wie er kommt, wie er geht, kommt und geht. Tauche in ihn ein und lasse dich mit ihm treiben. Du wirst ruhiger und ruhiger und fühlst Müdigkeit in dir aufsteigen. Sobald bei dir völlige Stille eingekehrt ist, lege deine rechte Hand flach auf den Thymuspunkt und leite die Übung autogen ein.

ICH BIN JETZT GANZ RUHIG,
VÖLLIG RUHIG UND ENTSPANNT,
RUHIG, ENTSPANNT,
MÜDE UND SCHWER,
WOHLIG WARM,
ANGENEHM SCHWER UND WARM,
VÖLLIG GELÖST UND GELASSEN,
ICH LASSE MICH EINFACH TREIBEN,
ICH LASSE LOS.

Hier mache eine kurze Pause. Warte. Dann öffne die Augen, nimm dieses Buch zur Hand und lies dir den nachfolgenden Text ruhig und ohne Pathos zehn- bis zwölfmal halblaut vor.

WER BIN ICH?

BIN ICH GEIST, BIN ICH SEELE, BIN ICH KÖRPER?
BIN ICH ALLES IN EINEM? WAS IST ES, DAS MICH
AUSMACHT, DAS ÄUSSERE BILD VON MIR, DAS
ICH KENNE, DAS ANDERE VON MIR HABEN?
STIMMT DIESES SELBSTBILD MIT DER WIRKLICH-
KEIT ÜBEREIN ODER EXISTIERT ES NUR IN MEI-
NER VORSTELLUNG?

WOZU BRAUCHE ICH ÜBERHAUPT EIN BILD
MEINER SELBST?

Kurze Pause

ICH BIN.

ICH BIN WIRKLICH, WEIL ICH LEBE, FÜHLE, EMP-
FINDE, RIECHE, SCHMECKE, SEHE UND HÖRE.

ICH BIN UND KANN NUR SEIN, DER ICH IN DIE-
SEM AUGENBLICK BIN, WAHRHAFTIG ICH
SELBST, NUR ICH, KEIN ANDERER, SO UND
NICHT ANDERS. ICH ERKENNE MICH, EINEN
MENSCHEN, STÄNDIG AUF DER SUCHE, AUF DEM
WEG ZUM WAHREN SELBST, DARUM BEMÜHT,
ANS ZIEL ZU GELANGEN, BEI SICH SELBST
ANZUKOMMEN. ICH WERDE ANKOMMEN,
ICH WERDE GANZ BESTIMMT ANKOMMEN, WEIL
ICH MICH STÄNDIG WEITERENTWICKLE UND
WANDLE.

UND WEIL ICH WEISS UND ERKENNE, DASS DAS
SO IST, DARUM BRAUCHE ICH AUCH KEIN
SELBSTBILD VON MIR.

ICH BIN MUTIG, VOLLER ZUVERSICHT UND
SELBSTVERTRAUEN, ICH GEHE DIESEN MEINEN
WEG, UND ICH BIN GANZ SICHER, DASS ICH ES
SCHAFFE.

ICH SCHAFFE ES, ICH SCHAFFE ES!

Lege das Buch beiseite, schließe die Augen und ruhe aus. Warte. Versuche nicht, den gelesenen Text gedanklich zu verarbeiten. Er kommt ganz
von selbst zu dir und wirkt in dir, ohne dein Zutun. Nach einer Ruhephase
von wenigstens zehn Minuten kannst du die Meditation beenden, indem
du deine Körperzentren, wie im vorigen Kapitel beschrieben, wieder
schließt. Zum Schluß nimm deine Entspannungshaltung wieder zurück
durch Anspannen und Loslassen deiner Muskulatur, durch Recken und
Strecken, Gähnen und tieferes Atmen. Du spürst, wie Arme und Beine
wieder leicht und frei beweglich sind, wie du dich erfrischt und erholt
fühlst, wieder hellwach und konzentriert bist. Stärke nochmals deinen
Thymus.

HM-Übung 12: Sich wundern

Sich wundern bedeutet, vom Resultat eines Vorgangs überrascht zu sein, dessen Ausgang wir anders erwartet hatten. Wir werden auch in Erstaunen versetzt, wenn bestimmte Ereignisse unseren üblichen Erfahrungen oder bekannten Naturgesetzen widersprechen oder das übliche Maß weit übertreffen. Wunder, die uns widerfahren, die wir als solche begreifen, sind Überraschungen, die uns fast körperlich berühren und seelisch tief bewegen. Auf dem Gebiet der Technik sind Erfindungen oder gigantische Bauten für uns an Wunder grenzende Meisterleistungen, in der Wissenschaft sind es umwälzende Erkenntnisse, die wir mit Staunen zur Kenntnis nehmen. Wir wundern uns aber ebenso über Veränderungen, die wir in unserer unmittelbaren Umgebung, auch an unseren Mitmenschen gewahr werden, aber natürlich auch über uns selbst. Zuweilen begreifen wir im nachhinein nicht mehr, warum wir unseren Grundsätzen so oft zuwiderhandeln oder uns auf etwas versteifen, das unserer ethischen oder moralischen Grundeinstellung völlig widerspricht.

Wir wundern uns aber auch über Veränderungen, die sich in uns selbst vollziehen, die wir durchmachen, oft ohne deren Ursachen besondere Bedeutung zuzumessen. So fragen wir uns manchmal, warum wohl unser Leben bis heute gerade so und nicht anders verlaufen ist. Wie kommt es, daß wir im Beruf oder privat so erfolgreich sind? Vielleicht aber fragen wir uns auch, warum Mißerfolg und Pech uns ständig begleiten. Warum wird der Bruder, die Schwester oder unser Partner von allen geliebt und wir nicht? Warum bin ausgerechnet ich an Krebs, an Aids erkrankt, wo ich im Gegensatz zu meiner Nachbarin doch mehr als solide gelebt habe und lebe? Fragen über Fragen.

Wenn aber Wunder das Ergebnis außergewöhnlicher Veränderungen von Strukturen oder Inhalten sind, dann haben wir es doch selbst in der Hand, einen Umbruch in unserem Befinden zu bewirken, der dem Begriff des Wunders sehr nahekommt. Warum fragen wir nicht nach den Ursachen, wenn von zwei Menschen, die dieselben Krankheitssymptome aufweisen, bei der gleichen medizinischen Therapie der eine wieder gesund wird, der andere aber innerhalb kurzer Zeit stirbt?

Vielleicht sollten wir gedanklich wieder einmal mehr in unsere Kindheit zurückgehen, in eine Zeit, wo wir noch staunend und bewundernd mit weit geöffneten Augen und offenem Mund Neues oder plötzlich sich Veränderndes wahrgenommen haben, faszinierende Erscheinungen und Ereignisse, die uns an Wunder glauben ließen. Mit der nachfolgenden Meditation wollen wir versuchen, es wieder zu lernen, uns zu wundern und daran zu glauben, daß nichts unmöglich ist und daß es nichts gibt, was es in Wirklichkeit nicht doch gibt.

Mache es dir zur folgenden Übung im Sitzen oder Liegen bequem, schalte störende Geräusche vorsorglich aus und tauche ganz tief ein in ein wunderbares Gefühl von Ruhe und Gelassenheit.

Öffne deine Körperzentren und stärke deinen Thymus, wie zuvor beschrieben und gelernt.

Höre eine Zeitlang auf deinen Atem, fühle, wie sein Gleichklang, sein zuverlässiger Rhythmus von Kommen und Gehen dich beruhigt und in deinem Herzen still werden läßt. Spüre, wie dein Brustbein bei jeder Ausatmung tiefer und tiefer einsinkt, wie alle deine Muskeln sich entspannen und loslassen.

Lege deine rechte Hand auf den Thymuspunkt in der Brustbeinmitte und entspanne dich autogen.

Danach nimm wiederum dieses Buch oder deinen Notizzettel zur Hand und lies dir den nachfolgenden Text so oft halblaut vor, bis du ihn völlig in dich aufgenommen hast. Es ist durchaus möglich, daß du nach einer Weile am monotonen Klang der eigenen Stimme plötzlich einschläfst. Lasse es zu, es ist gut so. Irgendwann wirst du wieder erwachen und dich wundern, wie wohl du dich fühlst, wie gut es dir geht.

Meditationstext:

ICH WERDE NUN IN GEDANKEN EINE KLEINE REISE IN MEINE VERGANGENHEIT UNTERNEHMEN, DIE STÄTTEN MEINER KINDHEIT AUFSUCHEN UND MICH SELBST, ABER AUCH MEINE GEFÜHLE VON DAMALS WIEDERERKENNEN UND WIEDEREMPFINDEN.

ES GAB EINE ZEIT, DA WAR FÜR MICH ALS KIND DIE WELT VOLL AUFREGENDER WUNDER, DIE ICH BESTAUNTE UND OHNE WENN UND ABER AKZEPTIERTE. ICH BEGRIFF, WAS ICH SAH ODER ERFUHR, UND GLAUBTE DARAN. AUCH WAR ICH NICHT »MAN«, SONDERN ICH SELBST UND WEIT DAVON ENTFERNT, JEDEN ZWEITEN SATZ MIT »MAN SOLLTE« ODER »MAN TUT DIES ODER DAS NICHT« ZU BEGINNEN ODER ZU BEENDEN.

ES WAR ABER AUCH FÜR MICH DIE ZEIT DES »UND«, NICHT DES »ABER«, UND ES FIEL MIR NICHT EIN, DIE MENSCHEN MEINER UMGEBUNG IN »UND- ODER ABERMENSCHEN« EINZUTEILEN. IM GEGENTEIL. ICH NAHM AN. ICH NAHM ABER AUCH

MEINE GEFÜHLE NICHT NUR WAHR, SONDERN LEBTE SIE AUS. ICH TAT KUND, WENN ICH FROH WAR, ZUFRIEDEN, GLÜCKLICH UND ANGSTFREI. ABER AUCH TRAURIGKEIT, VERUNSICHERUNG ODER SCHMERZ VERMOCHTE ICH OFFEN ZU ZEIGEN.

Kurze Pause

ICH MÖCHTE WIEDER WIE DAMALS DARAN GLAUBEN KÖNNEN, DASS TÄGLICH WUNDER GESCHEHEN; WUNDER, DIE ALLEIN AUS DER GEWALTIGEN KRAFT MEINER POSITIVEN GEDANKEN UND EINSTELLUNG HERAUS GEBOREN UND WAHR WERDEN. ICH WEISS AUCH, DASS DIE WIEDERHERSTELLUNG MEINER GESUNDHEIT VOM GLAUBEN AN MEINEN SCHÖPFER UND DIE MEINEM KÖRPER INNEWOHNENDEN KRÄFTE ZUR SELBSTHEILUNG ABHÄNGIG IST.

DARUM GLAUBE ICH MIT DER GANZEN KRAFT MEINES HERZENS DARAN UND WERDE ALLES IN MEINER MACHT STEHENDE DAZU BEITRAGEN, UM DIESES WUNDERBARE ZIEL ZU ERREICHEN. ICH GEHE GANZ KONSEQUENT DIESEN WEG, UND ICH BIN SICHER, DASS ICH DAS ANGESTREBTE ZIEL ERREICHEN WERDE. ICH SCHAFFE ES, ICH SCHAFFE ES GANZ BESTIMMT.

Lege dein Buch zur Seite und ruhe aus. Lasse den Text in dir wirken. Beende die Meditation nach etwa zehn Minuten, schließe die Körperzentren und nimm danach deine Entspannungshaltung wieder zurück. Zum Abschluß beklopfe nochmals den Thymuspunkt auf deiner Brustbeinmitte.

HM-Übung 13: Sich steuern

Alles, was mit Steuern zu tun hat, bedeutet, daß wir etwas lenken. Wir lenken Maschinen, Fahrzeuge, Flugzeuge, steuern Tonanlagen, leiten Veranstaltungen, führen Kinder oder alte Menschen an der Hand, beeinflussen Handlungsabläufe, manipulieren Stimmungen, beherrschen Techniken, konkrete Fertigkeiten oder abstrakte Künste. Wir steuern oder lenken also bewußt. Sind wir mit dem Verlauf unseres Tuns zufrieden, behalten wir die Richtung bei. Erkennen wir die Chance einer Verbesserung, so ändern wir den Kurs und schlagen kurzerhand einen anderen Weg ein. Zur Steuerung eines Wagens bedarf es unter anderem jedoch nicht nur einer Karrosserie, eines Motors und von vier Rädern, um ihn in Gang zu bringen, sondern auch eines Geistes, der kraft seines Willens bestimmt, wohin die Reise gehen soll.

Uns ist also, um es mit anderen Worten zu sagen, in vielen Dingen, die wir tun, die Macht zur Änderung gegeben. Nutzen wir dieses Wissen und wenden diese Fähigkeit auf dem Sektor unserer seelischen und körperlichen Gesundheit an, müßte es doch möglich sein, hier ganz entscheidende Veränderungen im positiven Sinne zu bewirken. Im Vordergrund für einen tiefgreifenden Wandel hin zu besserem Wohlergehen dürfte dabei die Erneuerung unseres Denkens stehen.

Mein Vorschlag geht dahin, daß du dich kurzerhand ans Ruder deines Lebensschiffs begibst, es fest in beide Hände nimmst, den Motor startest und dein Boot mit Zuversicht und starkem Glauben durch Wind und Wellen steuerst.

Gerade eben sprach ich am Telefon mit einer 63jährigen, fast lebenslangen Freundin unserer Familie, die seit einem Jahr Dialyse-Patientin ist und seitdem mit erheblichen gesundheitlichen Problemen zu kämpfen hat. Dabei erwähnte sie, daß sie heute zu ihrer Krankheit vor allem deshalb »ja« sagen könne und vieles auch leichter bewältigen würde, weil sie sich inzwischen zu entsprechenden »Kurskorrekturen« bereit gefunden habe. Eine wichtige Aussage, meine ich, eine Einstellung, die nahezu Unabänderliches in Tragbares, Zitronen in Orangen zu verwandeln vermag. Überlege darum nicht lange, sondern begib dich gleich ihr auf diesen Weg der Wandlung, der Besserung verspricht. Tu es unverzüglich, tu es jetzt.

Mache es dir bequem, lege dich ganz entspannt und gelöst nieder und meditiere.

> Zuerst öffne deine Körperzentren, wie geübt, und stärke deinen Thymus. Ruhe einige Zeit, lausche deinem Atem und lasse dich einfach dahintreiben. Dann beginne mit der autogenen Einleitung.

Ruhe aus. Danach nimm den folgenden Text zur Hand und lies ihn dir zehn bis fünfzehn Minuten lang immer wiederkehrend vor. Tu es mit ruhiger, gleichbleibender Stimme.

ICH STEHE AM RUDER MEINES LEBENSSCHIFFS UND STEUERE MEIN BOOT MIT SICHERER HAND DURCH WIND UND WELLEN, DURCH RIFFE, REGEN UND STURM. FRISCH WEHT MIR DIE BRISE

UM DIE OHREN, DURCH DIE HAARE, INS GE-
SICHT. ICH SEHE UND ERKENNE DIE GEFAHREN
AUF MEINEM WEG. DOCH SIE SCHRECKEN MICH
NICHT, DENN ICH HALTE IN MEINEN HÄNDEN
DAS RUDER MEINES LEBENS. ICH FÜHRE ES SI-
CHER, LENKE, LEITE, AGIERE UND REAGIERE
VERNÜNFTIG, MIT KÜHLEM KOPF UND KLAREM
VERSTAND.

ICH BIN DABEI GANZ RUHIG UND GELASSEN,
VOLLER MUT, GLAUBEN UND ZUVERSICHT, MEI-
NER SELBST BEWUSST UND VÖLLIG SICHER IN
DEM, WAS ICH TUE.

AUCH WEIL ICH JA SAGE ZU MIR, ZU MEINEM
SCHICKSAL, ZU ALLEM, WAS MIR WIDERFÄHRT,
WAS GOTT FÜR MICH AUSERSEHEN HAT, DARUM
KANN ICH FRÖHLICH SEIN, SINGEN UND PFEI-
FEN. UND WEIL ICH WEISS, DASS EIN FROHES
HERZ EIN GESUNDES HERZ IST, DARUM WERDE
ICH ES IMMERZU TUN. ICH TU ES IN DER GE-
WISSHEIT, DASS ICH ANS ZIEL GELANGEN UND
BEI MIR SELBST ANKOMMEN WERDE. DAS
MACHT MICH FROH UND GLÜCKLICH. ICH
STEUERE MIT GOTTES HILFE DEN RICHTIGEN
KURS. ICH KOMME AN, ICH ERREICHE MEIN
ZIEL, ICH ERREICHE ES GANZ BESTIMMT.

Nun lege dein Buch zur Seite, ruhe aus und lasse den Text in dir wirken.
Ende der Meditation ist das Schließen der Körperzentren, die Zurücknahme der Entspannungshaltung und die erneute Aktivierung des Thymus.

10 DIE SEELE, HEIMSTATT UNSERER EMPFINDUNGEN

Wenn wir von der Seele eines Lebewesens sprechen, so verstehen und meinen wir dessen Innenleben, das sich im Denken, Fühlen, Handeln oder Bewegen äußert. In der Seele des Menschen wohnen seine Gemütskräfte, sie ist der Mittelpunkt, die Triebkraft, die Leben gibt, und ist, wie auch der menschliche Geist, unsterblich. Der Volksmund hat ihr in vielen Gleichnissen ein Denkmal gesetzt. Er spricht von einer kindlichen, edlen, guten, treuen, armen, durstigen oder verlorenen Seele, die endlich Ruhe hat, und beschreibt damit die Eigenschaften des Menschen, von dem gerade die Rede ist.

Wir kennen im Sprachgebrauch auch eine ganze Menge von Begriffen, die mit der Seele in Verbindung gebracht werden. Sie drücken aus, daß bei ihnen stets Gefühle und Empfindungen mit im Spiel sind. Das beginnt bei der Seelenangst, Seelenblindheit, Seelengemeinschaft, Seelengröße, Seelenkraft, Seelenkunde, Seelenleere, Seelenmassage und führt weiter über den Seelenfrieden, Seelenfreund, Seelenkampf, Seelenhirt bis hin zum Seelenadel, Seelenamt, Seelenarzt, Seelendrama, Seelenforscher, Seelenheil, Seelenleben, Seelenverkäufer, zur Seelenstärke, Seelengüte und zur Seelenverwandtschaft.

Fragen wir einen Mitmenschen, wie er sich fühlt, möchten wir in Erfahrung bringen, wie sowohl sein körperliches als auch sein seelisches Befinden ist. Fühlt er sich gut, bedeutet das, daß sich dieser Mensch im Gleichgewicht, in sich selbst befindet. Berichtet er aber von Beschwerden einerseits oder Problemen, ist er momentan außer Tritt geraten. Seine Lebensbalance scheint gestört, Unsicherheit und Ängste kommen auf. Es fehlt ihm an Antrieb, Lebenslust und Lebensenergie, ohne die ein aktives und erfülltes Dasein nicht möglich ist. Darum kommt es sehr wohl darauf an, wie wir uns fühlen, was wir denken, was uns bewegt, beschäftigt und umtreibt. Das Aufkommen von negativen Stimmungen läßt sich aufgrund äußerer Einflüsse oft nicht vermeiden. Wir können sie aber durch sofort eingeleitete Aktivitäten und Gegenmaßnahmen im guten Sinne ändern und umpolen.

Mit der nun folgenden Meditation wollen wir versuchen, uns für ein starkes und stabiles Gefühl des Wohlbefindens zu sensibilisieren. Wir werden es gleichzeitig ganz fest in unserem Unterbewußtsein verankern, damit wir in Zeiten seelischer Nöte und Irritationen darauf zurückgreifen können.

HM-Übung 14: Sich fühlen

Mache es dir bequem, liege ganz ruhig, entspanne dich und lasse los. Lasse dich einfach fallen.

Öffne deine Körperzentren, sobald Stille bei dir eingekehrt ist.
Stärke deinen Thymus durch Auflage der rechten Hand auf den Thymuspunkt.
Dann beginne mit den Ruheformeln des Autogenen Trainings:

ICH BIN GANZ RUHIG,
RUHIG UND ENTSPANNT,
MÜDE, SCHWER, WARM,
ANGENEHM WARM.

ALLES LÖST UND ENTSPANNT
SICH IN MIR.

ICH RUHE AUS,
ICH LASSE MICH EINFACH TREIBEN.

Hier mache eine kurze Pause. Lasse deinen Atem fließen, und gib bei jeder Ausatmung einen langen Summton von dir. Atme ein, summe aus, atme ein, summe aus und spüre, wie alle Spannung von dir weicht. Dann lies dir den folgenden Text etwa fünfzehn Minuten lang ruhig und getragen vor:

ICH FÜHLE, DASS ICH BIN,
DASS IN MIR GEIST, SEELE UND KÖRPER
HARMONISCH VEREINIGT SIND,
DASS ICH GANZ BEI MIR BIN,
IN MEINER EIGENEN MITTE.

ALL MEIN DENKEN, FÜHLEN UND HANDELN
SIND POSITIV GEPRÄGT,
VON LIEBE DURCHDRUNGEN,
VON FREUDE DURCHSTRÖMT,
VON SICHERHEIT GETRAGEN.

ICH BIN ALLEZEIT RUHIG UND GELASSEN,
VOLLER MUT, SELBSTBEWUSST,
MEINER SELBST SICHER,
VOLLER FRIEDEN UND HARMONIE.
MEINE GEFÜHLE SIND GESUND,
ICH BIN IM LOT.

Schließe die Augen, ruhe aus und lasse das Gelesene auf dich wirken. Bist du wieder ins volle Bewußtsein aufgetaucht, so schließe die Körperzentren und nimm die Entspannungshaltung wieder zurück. Zum Schluß beklopfe mehrmals den Thymus.

HM-Übung 15: Sich erleben

Wollen wir uns selbst erleben, müssen wir sowohl mit unseren Gedanken als auch mit unseren Gefühlen im Hier und Jetzt anwesend sein. Leider beschäftigen wir uns viel zu häufig mit Dingen, die sich außerhalb unseres persönlichen Lebenskreises zutragen. Das ist mit ein Grund, warum eigenes Erleben durch Geschehnisse, die uns nur mittelbar tangieren, nicht ersetzbar ist. In der Regel nehmen wir uns vertraute Alltagssituationen ohne allzu große Regung zur Kenntnis. Erst wenn in unserer unmittelbaren Umgebung außergewöhnliche Ereignisse geschehen, die mit Krankheit, Unfall oder Tod zu tun haben, sind wir bestürzt. Sind wir selbst betroffen, erfahren wir an uns Reaktionen, die von Unsicherheit, Beklemmung, Furcht oder gar Panik bestimmt werden. Wir sind überrascht und verwundert über die Art unserer Verhaltensweise in kritischen Situationen, aber auch in Augenblicken großer Freude, des Glücks sind wir über unsere Gefühlsäußerungen zuweilen selbst erstaunt.

Es würden sich in unserem Leben viele Dinge zum Positiven wenden, würden wir in unserem Denken nicht so oberflächlich und in unseren Ansprüchen etwas bescheidener sein. Erleben hat mit leben, mit dem Leben, mit Erlebnissen zu tun, die uns erfahren lassen, daß und wie schön und lebenswert dieses Dasein sein kann. Ein frohes Herz stimmt glücklich, macht leicht und beschwingt; es sorgt für eine heilsame Atmosphäre in uns und um uns herum.

Die folgende Meditation soll ganz tief in dir die Tür für ein gutes und befreiendes Erlebnis, für innere Sicherheit und Wohlbefinden auftun. Mache es dir dazu bequem, liege oder sitze ganz entspannt und locker auf der Erde oder einem Stuhl, öffne deine Körperzentren und entspanne dich autogen.

ICH BIN JETZT GANZ RUHIG UND ENTSPANNT,
RUHIG UND VÖLLIG ENTSPANNT,
RUHIG, ENTSPANNT.
UND ICH ZIEHE MICH NUN ZURÜCK
IN EINEN RAUM DER STILLE,
AUF EINE INSEL DER RUHE,

IN MEINEN EIGENEN KÖRPER
UND RUHE AUS.

NICHTS STÖRT MICH,
WEDER GERÄUSCHE NOCH LAUTE,
WEDER KLANG NOCH LÄRM,
DENN ICH SCHLIESSE DIE PFORTE
DES ALLTAGS HINTER MIR ZU.

ICH LASSE DRAUSSEN ALL DAS,
WAS MICH BEDRÜCKT, BELASTET,
MIR WEH TUT ODER MICH SCHMERZT.

Pausiere kurz, atme dabei ein und summe dann alle Spannung ganz locker und weich aus dir raus, wie du das in der vorangegangenen Übung gemacht hast. Dann lies dir den nachfolgenden Text zehn bis fünfzehn Minuten lang mit ruhiger, getragener Stimme vor.

ICH ZIEHE MICH ZURÜCK, UM MICH SELBST ZU ERLEBEN, UM DARÜBER NACHZUSINNEN, WER, WAS UND WIE ICH WIRKLICH BIN, IN STUNDEN DER FREUDE, DES GLÜCKS, ABER AUCH IN AUGENBLICKEN VON ENTTÄUSCHUNG, KRÄNKUNG, WEHMUT, KRANKHEIT, LEID UND SCHMERZ.

ICH MÖCHTE LERNEN, MICH ZU BEGREIFEN, MEIN VERHALTEN ZU VERSTEHEN, ZU ERKENNEN UND MIR AUCH ZU VERZEIHEN, WENN ICH EINMAL UNRECHT TUE. ICH MÖCHTE ERLEBEN, DASS MEIN TUN UND LASSEN MIR UND ANDEREN NUR NÜTZT UND NIEMALS SCHADET.

UND ICH MÖCHTE AUCH SPÜREN, WIE SICH IN MIR GEDANKEN UND GEFÜHLE BEGEGNEN UND HARMONISCH VERBINDEN, DAMIT ICH SICHERER UND GEFESTIGTER WERDE, MICH ABER AUCH VERSTÄNDNISVOLLER UND TOLERANTER ZEIGE IM UMGANG MIT ANDEREN UND MIR SELBST.

Nun ruhe wieder aus, nimm auf, lasse wirken, ohne dir Gedanken über den Inhalt des gelesenen Textes zu machen. Er ankert ganz von selbst in dir. Nimm dir soviel Zeit wie möglich. Danach tauche wieder auf, schließe die Körperzentren und nimm die Entspannungshaltung zurück. Abschluß der Meditation ist das mehrmalige Beklopfen des Thymuspunktes auf deiner Brustbeinmitte.

HM-Übung 16: Sich erfahren

Etwas erfahren bedeutet Kenntnis nehmen von konkreten Dingen oder abstrakten Begriffen, von Vorfällen, Tatsachen oder Utopien. Dies geschieht durch eigenes Erleben und ist durch eigene Anschauung erworbenes Wissen. Erfahren hat auch mit auskundschaften, befragen, mit Neugier zu tun, die es zu befriedigen gilt. Sich selbst erfahren dagegen meint das Spüren vom Zusammenwirken von Verstand, Gefühl und Körper. Es ist noch nicht lange her, da schossen an allen Ecken und Enden sogenannte Selbsterfahrungsgruppen wie Pilze aus dem Boden, die sich häufig aus mehr unzufriedenen, unverstandenen und frustrierten Teilnehmern zusammensetzten als aus Leuten, die das Thema der Selbsterfahrung wirklich ernst nahmen.

Sehr deutlich ist mir in diesem Zusammenhang die Aussage einer jungen Frau in Erinnerung geblieben, die nach zwei besuchten Zusammenkünften den übrigen Leuten erklärt hatte, daß sie nicht gekommen sei, um schmutzige Wäsche zu waschen; sie lebe in einer sehr glücklichen Ehe mit Kindern, und es bestehe daher in dieser Richtung kein Handlungsbedarf. Sie habe vielmehr gehofft, etwas über sich selbst zu erfahren, was ihr im Alltag und beim Umgang mit anderen Menschen von Nutzen sein könnte. Da sie auf völliges Unverständnis stieß, verließ sie kurzerhand diesen Kreis. Natürlich soll nicht verschwiegen werden, daß es auf diesem Gebiet auch durchaus gute und positive Ansätze gab und heute noch gibt. Der Sinn der nachfolgenden Meditation liegt in der Erfahrung unseres Selbstwertgefühls, dem Erleben der Vereinigung von Denken, Empfinden und Spüren. Dieses Ziel erreichen wir um so eher, je weiter wir das Tor zu uns selbst auftun.

Mache es dir bequem, öffne deine Körperzentren und entspanne dich autogen durch die Ruheformel »Ich bin ganz ruhig und entspannt« usw. Pausiere kurz und vertiefe deinen Entspannungszustand durch das Aussummen deines Atems. Dann nimm das Buch zur Hand und lies dir den folgenden Text halblaut mit ruhiger, getragener Stimme wenigstens fünfmal hintereinander vor:

ICH WERDE NUN ERFAHREN, WIE WOHL ES TUT UND WIE GUT ES IST, SICH SELBST, DIE EIGENE WIRKLICHKEIT WAHRZUNEHMEN.
DAS TUE ICH, SOBALD ICH MICH GEFUNDEN HABE, SOWIE ICH BEI MIR ANGEKOMMEN BIN. ICH KLOPFE BEI MIR AN, TRETE EIN, BIN MEIN EIGENER GAST IM MITTELPUNKT MEINES SEINS.

ICH BIN SO, WIE ICH BIN, ALS GANZES GEBOREN, UND ICH HABE EIN BESTIMMTES BILD VON MIR. NICHT DAS, WELCHES ANDERE SICH VON MIR MACHEN, SONDERN AUSSCHLIESSLICH DAS, WELCHES MEIN SOSEIN MIR ZEIGT.

ICH BRAUCHE MICH DESHALB NICHT MEHR ZU VERSTELLEN, AUCH KEINE MASKE ZU TRAGEN, WEIL ES MÜSSIG IST, DARÜBER NACHZUSINNEN, OB UND WAS DER ODER JENER ÜBER MICH DEN-KEN ODER SAGEN WIRD.

ICH ERFAHRE MICH NOCH WEIT BESSER, WENN ICH ALLES, WAS ICH TUE, AUS FREUDE MACHE UND NICHT ALS LÄSTIGE PFLICHTERFÜLLUNG EMPFINDE. DADURCH GELINGT MIR ALLES VIEL BESSER, ICH HABE ERFOLG, KOMME VORAN, SETZE MICH DURCH, VIELES LÄUFT PLÖTZLICH WIE VON SELBST.

ICH BIN AUSGEGLICHENER, OPTIMISTISCH, VOL-LER FREUDE AM DASEIN UND GANZ SICHER, DASS ICH NUN SOWOHL MEIN SEELISCHES ALS AUCH MEIN KÖRPERLICHES GLEICHGEWICHT WIEDERERLANGEN WERDE.

ICH VERTRAUE MEINEN GEFÜHLEN UND BIN FÄHIG, SPANNUNGEN AUSZUHALTEN, AUF SINN-LOSES ZU VERZICHTEN UND ALLEN VORKOMM-NISSEN IN MEINEM ALLTAG DEN WERT BEIZU-MESSEN, DER IHNEN ZUKOMMT.

ICH GEHE VOLLER ZUVERSICHT DURCH MEINE TAGE MIT KLAREM, OFFENEM BLICK UND MIT EINEM FRÖHLICHEN, LIEBEVOLLEN HERZEN. ES GEHT AUFWÄRTS MIT MIR, IN ALLEN DINGEN. ICH BIN IM LOT.

Lege dein Buch zur Seite, ruhe aus, lasse das Gelesene in dir wirken. Schlafe ein Weilchen, falls dir die Augen zufallen sollten. Hernach schließe die Körperzentren und nimm die Entspannungshaltung wieder zurück.

HM-Übung 17: Sich verstehen

Verstehen bedeutet etwas zu begreifen, den Sinn von etwas erfassen oder sich klarmachen zu können, etwas beherrschen oder gelernt zu haben, sich in jemanden oder eine Situation hineinversetzen zu können. Wir sagen auch, daß wir etwas zwar gehört, aber nicht verstanden haben. Wir verstehen oder mißverstehen, legen richtig oder falsch aus, geben zu verstehen, hören nicht genau hin, deuten mißverständlich, haben Kenntnis von einer Sache, blicken verstehend oder fragen, was damit gemeint ist. In einer Partnerbeziehung sich zu verstehen heißt miteinander auszukommen, die gleichen Interessen zu haben, ähnlich zu empfinden. Oder: Wer Verstand hat, versteht, weil Verstehen Verstand zu haben voraussetzt.

Sich selbst verstehen setzt in erster Linie die Akzeptanz des eigenen Verhaltens und der Ich-Persönlichkeit voraus, das Zulassen von gefühlsbetonten Äußerungen, das Begreifen selbst inakzeptabler Reaktionen auf vorangegangene, meist unbedeutende, harmlose Vorgänge. Die Unruhe und Hektik unseres Alltags unterwirft uns permanent wechselnden Gefühlen und schwankenden Stimmungen, weshalb wir oft nicht mehr dazu in der Lage sind, für unser Tun und Lassen das notwendige Verständnis aufzubringen. Sich ständig widersprechendes Verhalten macht uns ratlos, läßt uns an uns selbst zweifeln, erschüttert den Glauben in und an uns, weckt Ängste oder greift unser Nervensystem an.

Da ist es sicher gut, wenn wir uns zu einer Bestandsaufnahme zurückziehen, nach den Ursachen unseres Soseins forschen und auf Abhilfe sinnen. Eine zufriedene und mit sich selbst einverstandene Seele sorgt für beruhigende Stille und klares einsichtiges Denken; sie befreit uns von der Maßlosigkeit unserer Wünsche und Erwartungen, die sich selten erfüllen. Gelingt es uns, hierfür den richtigen Wert anzusetzen, dann geben wir unserem Körper genügend Raum und Zeit für die wichtige Phase der Selbstheilung. Die folgende Meditation kann dich diesem Ziel einen entscheidenden Schritt näher bringen.

Lege dich nieder, mache es dir bequem, öffne deine Körperzentren und entspanne dich autogen durch die Ruheformel »Ich bin ganz ruhig und entspannt«, die du inzwischen sicher auswendig kannst. Dann atme etwa zwei Minuten lang ruhig ein und summe ganz gelöst wieder aus. Nimm mein Buch zur Hand und lies dir den Text viele Male mit ruhiger Stimme vor:

ICH ERLEBE OFT AN MIR, DASS ICH UNWIRSCH BIN UND SEHR NEGATIV REAGIERE AUF VORKOMMNISSE ODER IN SITUATIONEN, DIE EIN SOLCHES VERHALTEN MEINERSEITS NICHT RECHTFERTIGEN. DABEI LIEGT ES MIR FERN, MEINEM

PARTNER ODER MEINEN FREUNDEN WEH ZU TUN ODER SIE GAR ZU VERLETZEN.

DARUM MÖCHTE ICH VERSTEHEN LERNEN, WARUM ICH SO UND NICHT ANDERS BIN, WESHALB MICH UNGEDULD UND UNNACHSICHTIGKEIT STÄNDIG ZU HANDLUNGEN TREIBEN, DIE ICH IM GRUNDE MEINES HERZENS ABLEHNE UND VERABSCHEUE.

ICH MÖCHTE ABER AUCH LERNEN, ZU MIR SELBST NACHSICHTIG ZU SEIN, MEINE MÄNGEL UND FEHLER ALS MENSCHLICHE SCHWÄCHEN ZU BEGREIFEN, DIE ES DURCH AUFRICHTIGES BEMÜHEN ABZUBAUEN GILT.

UND WEIL ICH MICH MIT DER ZEIT IMMER BESSER KENNENLERNEN UND DARUM AUCH EHER VERSTEHEN WERDE, KANN SICH MEIN HERZ WEIT ÖFFNEN.

ICH WERDE DURCHFLUTET SEIN VON POSITIVEN GEDANKEN UND BESEELT SEIN VON INNIGEM VERSTÄNDNIS FÜR MEINE UMGEBUNG UND MICH SELBST.

Ruhe danach aus, nimm auf, was du gelesen hast. Zum Schluß beende die Meditation durch das Schließen der Körperzentren und die Zurücknahme der Entspannungshaltung. Beklopfe mehrmals deinen Thymus, wie weiter vorne beschrieben.

HM-Übung 18: Sich lieben

Sich lieben heißt nichts anderes, als sich anzunehmen mit allen Stärken und Schwächen, Tugenden und Fehlern, die wir haben, mit unserem Aussehen, unseren positiven und negativen Eigenschaften, unserer Güte, unseren Makeln, Lastern, Defekten, Vor- und Nachteilen, mit denen wir mehr oder weniger behaftet sind. Anders als bei der Fremdliebe entwickeln wir in der Eigenliebe ein positives Verhältnis zu uns selbst, zum eigenen Charakter. Sich selbst zu lieben, setzt also geduldige Annahme voraus, ohne die eine Weiterentwicklung nicht möglich ist. Liebe ist aber auch Öffnung nach außen, aufrichtiges Bekenntnis zu unseren eigenen Handlungen und Eigenschaften. Darum kann andere auch nur lieben, wer sich selbst nicht ablehnt. Sowohl Selbst- als auch Fremdliebe sind rein und unrein zugleich, sie kennen hoch und tief, glücklich und traurig sein, beglückt und gekränkt, frei und gefangen sein.

Wer zu sich ja sagt, der stärkt seine Lebensenergie, jede Ablehnung schwächt sie und führt häufig sowohl zu somatischen – körperlichen – Erkrankungen als auch zu depressiven Verstimmungen. Darum ist es für jeden, ganz besonders aber den erkrankten oder geschwächten Menschen, von entscheidender Bedeutung, daß er durch ein klares Bekenntnis zu sich selbst einer solchen Entwicklung mit aller Kraft entgegenwirkt. Zur Stabilisierung und Verstärkung des Selbstverständnisses in der Liebesbeziehung zu sich selbst schlage ich die nachfolgende Meditation vor, die dem Übenden gleichzeitig Mut und Selbstvertrauen schenken wird.

Mache es dir dazu bequem, öffne die Körperzentren und entspanne dich autogen durch die Ruheformel »Ich bin ganz ruhig und entspannt« usw. Anschließend summe dich frei, dann lies den nachfolgenden Text mehrere Male halblaut mit ruhiger Stimme vor. Lege zur Verstärkung der Übung deine rechte Hand symbolisch auf dein Herz.

ICH BIN, WIE ICH BIN,
SO UND NICHT ANDERS.

DARUM LIEBE ICH MICH,
MEIN WESEN,
SO WIE ES IST,
AUCH WENN MEIN TUN UND LASSEN
NICHT IMMER MEINEN BEIFALL FINDEN.

ICH LIEBE MEINEN KÖRPER,
SO WIE ER IST,
AUCH WENN ER NICHT UNBEDINGT
MEINEN IDEALVORSTELLUNGEN ENTSPRICHT.

ICH LIEBE MICH,
WEIL ICH MICH ANNEHME
UND AKZEPTIERE MIT
ALL MEINEN FEHLERN UND SCHWÄCHEN,
AUF DIE ICH STOLZ BIN,
WEIL SIE AUSSCHLIESSLICH
ZU MIR GEHÖREN.

UND ICH WERDE DIESE LIEBE HEGEN
UND PFLEGEN WIE EINE BLUME,
DIE STÄNDIGER FÜRSORGE BEDARF.

ICH TUE ES
IN DER FESTEN ÜBERZEUGUNG,
DASS MIR DARAUS
MUT UND SELBSTVERTRAUEN,
GLÜCK UND GESUNDHEIT
ERWACHSEN WERDEN.

Dann ruhe aus. Lasse das Gelesene auf dich wirken, ohne dir über den Text Gedanken zu machen. Beende deine Meditation durch das Schließen der Körperzentren, die Zurücknahme der Entspannungshaltung sowie durch mehrmaliges Beklopfen des Thymuspunktes auf deiner Brustbeinmitte.

HM-Übung 19: Andere lieben

Bei der Pflege zwischenmenschlicher Beziehungen verstehen wir unter Liebe die Zuneigung, ein starkes Gefühl des Angezogenseins, eine opferbereite Gefühlsbindung, auch einen heftigen Drang oder das Verlangen nach einem anderen Menschen. Sprechen wir von der Liebe zu Tieren, Pflanzen oder Dingen, meinen wir wohl eher den Begriff des »Gernhabens«, resultiert diese Art von Liebe häufig aus dem starken Wunsch und Streben nach Besitz. Liebe meint im eigentlichen Sinn, daß wir sie für jemanden empfinden, uns um diesen Menschen sehr bemühen, weil wir ihn lieb haben, lieben. Lieben bedeutet aber in erster Linie, daß wir es gerne tun. Es gibt Menschen, die sich nach einem anderen Menschen in Liebe buchstäblich verzehren, zu dieser Liebe selbst aber, sie zu leben, gar nicht fähig sind. Es gibt noch viele andere Gründe, weshalb Liebe für uns nicht erfüllbar sein kann oder nie in Erfüllung gehen wird.
Richtig und von ganzem Herzen lieben kann eigentlich nur, wer in sich den Frieden trägt, wem Demut und Bescheidenheit, Ergebenheit und Opferwilligkeit nicht fremd sind und wer zu beschenken vermag, ohne dafür im Gegenzug etwas zu verlangen. Fordernde Liebe basiert fast immer auf Eigensucht, Geltungsbedürfnis und Egoismus, ihr ist weder Tiefe noch Beständigkeit zu eigen. Andere zu lieben setzt, wie wir inzwischen wissen, darum voraus, daß wir uns selbst lieben mit allem, was uns ausmacht. Höhen und Tiefen, Glück und Trauer wechseln sich ständig ab, weil Liebe auch zugleich Haß sein kann, Freude und Schmerz, Singen und Bedrückung, Lachen und Weinen. Das eine ist ohne das andere nicht denkbar.
Unsere Liebesfähigkeit ist sehr stark abhängig von unserer Bereitschaft zu Geduld, Opfer, Verzicht und Einschränkung. Wer sich aber frohen Herzens öffnen, auf andere Menschen zugehen und sie annehmen kann, so wie sie nun einmal sind, der wird reich beschenkt werden. Ihm wird das Wunder alles überwindender, glücklicher Liebe zwischen Menschen offenbar werden. Er wird auch die allmächtige Liebe Gottes, die über allem steht, erfahren dürfen.
Die nachfolgende Meditation soll dazu beitragen, daß wir lernen, die unermeßliche Kraft der Liebe zu begreifen, ihren Segen, ihre Allmacht uns

zu erheben, uns zu erschüttern, anzurühren, zu bewegen, uns zu sensibilisieren und unsere Liebesfähigkeit zu vertiefen. Vielleicht erfahren wir dabei gleichzeitig etwas über die Gründe und Hintergründe unserer eigenen Verhaltensweisen.

Mache es dir bequem, öffne die Körperzentren und entspanne dich autogen, atme und summe dich frei. Dann lege deine rechte Hand auf dein Herz und lies den folgenden Text immer wieder halblaut, ruhig und getragen vor:

> ICH SPÜRE IN MIR DEN STARKEN WUNSCH ZU LIEBEN, VON GANZEM HERZEN ZU LIEBEN, UND ICH WEISS AUCH, DASS EINE TIEFE BEZIEHUNG ZU MEINEM PARTNER ODER ZU EINEM ANDEREN MENSCHEN NUR MÖGLICH SEIN KANN, WENN ICH MICH SELBST LIEBE UND AKZEPTIERE. DAS GIBT MIR SICHERHEIT UND VERTRAUEN UND MACHT ES MIR LEICHT, DIESER LIEBE MEINE EGOISTISCHEN WÜNSCHE UND EIGENHEITEN ZU OPFERN.
>
> ICH MÖCHTE MEINE FÄHIGKEIT ZU LIEBEN STÄRKEN, FÖRDERN, GEDULDIG HEGEN UND PFLEGEN. AUCH WILL ICH DIESE LIEBE DANN IN MEINEM HERZEN UND IN MEINEN GEBETEN TRAGEN UND SIE SCHÜTZEN, DAMIT IHR KEIN LEID GESCHEHE UND SIE SICH ENTFALTEN MAG ZU MEINEM UND ANDERER GLÜCK.

Runde die Meditation nach einer längeren Ruhepause in gewohnter Weise ab durch das Schließen der Körperzentren, die Zurücknahme der Entspannungshaltung und mehrmaliges Beklopfen des Thymuspunktes.

11 DER KÖRPER, DIE SICHTBARE EXISTENZ

Unser Körper ist sowohl für uns selbst als auch für Außenstehende die sichtbare Hülle unserer Existenz. Wir verbringen in ihm die Zeit unseres irdischen Daseins, weil wir durch ihn, mit und in ihm leben, uns darstellen, gelenkt von Seele und Geist. Sein Aussehen und seine Gestalt sind vielfachen Kriterien ausgesetzt, an denen wir zu einem guten Teil gemessen werden. Wir selbst werden uns seiner Existenz in der Regel erst von dem Zeitpunkt an bewußt, wo wir ihm gegenüber die Gleichgültigkeit aufgeben. Obwohl wir ihn täglich im Spiegel »sehen« und im Wechselspiel von Bewegung, Belastung und Ruhe ständig spüren und »benutzen«, haben wir mit unserem Verständnis für ihn nicht selten große Schwierigkeiten.

Wir reden zwar viel von Körperlichkeit, Körperbau, Körpergröße, Körpergewicht, von Körperhaltung, auch von Körperschönheit, von seiner Leistungsfähigkeit oder auch Behinderung. Ganz intensiv jedoch befassen wir uns mit ihm erst dann, wenn sich ernsthafte gesundheitliche Störungen bemerkbar machen. Dabei sind es meist wir selbst, die ihn durch Ernährungsfehler oder leichtfertige, unbedachte und unvernünftige Überbelastung mißhandeln. Trotzdem bleibt unser Interesse an ihm zunächst darauf beschränkt, daß wir den Arzt und den Apotheker damit beauftragen, für möglichst sofortige und vor allem bequeme Beseitigung des lästigen Zustands Krankheit Sorge zu tragen.

Nimmt unsere »Ungesundheit« aber chronische Formen an, dann kriecht in uns die Angst hoch, und wir sind aufs äußerste besorgt. Wir spüren und erkennen, daß in und mit unserem Körper etwas geschieht, das wir weder verstehen wollen, noch steuern können. Vielleicht fassen wir es nicht, daß ausgerechnet uns derartiges widerfährt. Wir werden unsicher, fürchten uns vor den Konsequenzen und versuchen, der Wahrheit so lange als möglich aus dem Wege zu gehen.

Ist der Zeitpunkt gekommen, wo wir erkennen müssen, daß die Kunst der Ärzte zwar groß, aber auch begrenzt und in unserem Fall vielleicht sogar am Ende ist, beginnen wir damit, uns mit unserem Körper eindringlich zu beschäftigen. Wir suchen verzweifelt nach Lösungen, die wir von außerhalb erwarten. Heilung aber muß und kann nur von innen heraus, aus uns selbst kommen, weil unser Körper am besten weiß, was ihm guttut, was er zur Wiederherstellung der verlorengegangenen Gesundheit braucht. Wenn wir bereit sind, den aus einem reichen Fachwissen fundierten Rat unseres Arztes zu befolgen und unsere Lebensweise den Erfordernissen unseres Körpers anzupassen, dann haben wir allemal gute Heilungschancen.

Wir können für unseren Körper sehr viel tun, wenn wir lernen, ihn richtig zu sehen, zu begreifen und zu verstehen. Das setzt voraus, daß wir uns über seine Funktionen und Zusammenhänge klarwerden und wissen, was ihm nützt, aber auch, was ihm schadet. Mit den nachfolgenden vier Übungen wollen wir versuchen, diesem Ziel ein erhebliches Stück näher zu kommen.

HM-Übung 20: Sich sehen

Stelle dich, möglichst unbekleidet, vor einen Spiegel, schließe die Augen und atme einige Male ganz tief durch. Dann lasse den Atem ruhig fließen, ganz von selbst. Löse dich gedanklich von allem, was dich bis zu diesem Zeitpunkt beschäftigt hat, und konzentriere dich nach innen. Versuche, deine Muskeln loszulassen, weich und entspannt zu sein.

Dann öffne die Augen und betrachte eingehend dein Spiegelbild:

Deine Gestalt,
deine Haltung,
die Haare,
die Stirn,
die Augen,
die Ohren,
deine Nase,
den Mund,
die Wangen,
das Kinn.
Sieh deinen Kopf als Ganzes.

Schließe nun die Augenlider und versuche, dir das Gesehene aus der Erinnerung erneut vorzustellen. Gelingt es nicht, wiederhole das Ganze nochmals mit geöffneten Augen. Tu es auch ein drittes Mal, falls du noch nicht klarkommst.

Nun fahre fort in der Betrachtung deiner selbst im Spiegel:

Sieh deinen Hals,
die Schultern,
schaue sie an,
die Arme und Hände,

die Brust,
den Leib,
die Hüften,
die Genitalien,
die Beine und Füße.

Schließe wiederum die Augenlider und betrachte dich nun vor deinem geistigen Auge. Nimm dir genügend Zeit dazu. Dann tu es wieder mit offenen Augen. Vergleiche. Ist das Spiegelbild die Wirklichkeit von dir, oder machst du dir von dir selbst ein völlig falsches Bild?

HM-Übung 21: Sich akzeptieren

Ich stelle vielen Menschen, die mich zum Gespräch aufsuchen, die Frage, ob und inwieweit sie zur Akzeptanz ihres Körpers, ihrer selbst, bereit sind. Jeder zweite verneint, weil er eine Vielzahl von Mängeln an sich beanstandet. Mal ist es die Körperhaltung oder der Gang, die nicht gefallen, mehr noch sind es Äußerlichkeiten wie strähnige Haare, abstehende Ohren, zu kleine oder zu große Brüste, die Augenfarbe, eine auffallende Nase, Neigung zur Fülle, unschöne Beine, Haare an nicht erwünschten Körperstellen und anderes mehr, was bei vielen zur Unzufriedenheit Veranlassung gibt. Natürlich haben es Menschen, die von der Natur mit den Attributen körperlicher Schönheit beschenkt worden sind, in dieser Beziehung wesentlich leichter.
Trotzdem werden wir gerade unter ihnen unzählige finden, die dafür auf vielen anderen Gebieten ihres Seins um so größeren Problemen ausgesetzt sind. Die Ansichten darüber, was als schön zu gelten hat, gehen in der Regel weit auseinander; sie sind subjektiv und dem zeitlichen Trend unterworfen. Rubens malte das Schönheitsideal seiner Zeit in fülligen Figuren. Wer weiß, vielleicht finden Männer einen wohlgeformten, weichen und rundlichen Frauenleib schon bald wieder begehrens- und liebenswerter als das derzeitige Idol der schlanken, wenn nicht gar mageren Frau? Es gibt ja bekanntlich nichts, was nicht irgendwann wiedergekehrt wäre; in der Mode gibt es hierfür genügend Beispiele.
Wenn wir einmal davon absehen, daß es heute viele Möglichkeiten der Verschönerung oder Korrektur eines Körpers gibt, dann bleibt in ihm aber immer noch der Mensch, der sich analog einer solchen äußerlichen Verwandlung wohl kaum ändern wird. Darum ist es sicher das Vernünftigste, unseren Körper in seiner uns von Gott, von der Natur gegebenen Form zu akzeptieren. Ich erlebe es immer wieder, daß von einem Men-

schen immer dann ein glückliches Strahlen ausgeht, sobald ein anderer ihm sagt, daß er ihn mag, seine Art zu sein, sich zu geben. Er fühlt sich angenommen, so wie er ist: mit seinen guten Seiten, mit allen Fehlern, Unzulänglichkeiten und Gebrechen. Da dringt aus dem Innersten seiner Seele sicht- und hörbar ein befreiendes Aufatmen nach außen, er blüht auf, und sein verklärter Blick läßt die Tiefe seiner Gefühle erahnen und erkennen. Wir erfahren, wie groß und positiv in diesem Fall die Auswirkungen kleiner Ursachen sein können. Es geschieht dabei im Grunde nichts anderes, als daß ein Austausch belebender Energien zwischen Menschen stattfindet. Feine Schwingungen münden in den Strom sich ständig erneuernder Lebenskraft ein. Sie sorgen dank Zuwendung und Annahme durch einen anderen für ein zwischenmenschliches Erfolgserlebnis, das solche, die sich auf wirtschaftlichem Gebiet abspielen, bei weitem übertrifft.

Heidi wurde im 43. Lebensjahr eine Brust amputiert. Das ist noch gar nicht lange her. Nur die Betroffene selbst kann ermessen, was ein solcher Einschnitt im Leben einer Frau bedeutet. Da nutzt auch die Frage nach dem »warum gerade ich« herzlich wenig, wenn Tatsachen die Entscheidung zur Operation erzwingen. Heidi und ich haben sowohl vor dem Eingriff als auch direkt danach viele Gespräche und Telefonate miteinander geführt, in denen ich nur versuchen konnte, sie seelisch aufzubauen. Allein die Tatsache, daß ich selbst Betroffener bin, war sicher mit ein Grund dafür, warum sie meinen Beistand annehmen konnte. Am Ende mußte sie natürlich selbst hindurch. Sie befindet sich auf dem Weg der Besserung, und ich bin guten Mutes, daß sie es schafft, sich und ihren Körper trotzdem oder gerade deshalb zu akzeptieren.

Setze oder lege dich zur folgenden Übung nieder, mache es dir bequem, entspanne dich, lasse los, lasse dich fallen.

Beginne mit den Ruhe- und Entspannungsformeln des Autogenen Trainings, öffne die Körperzentren, dann beginne den folgenden Text mehrmals zu lesen und aufzunehmen.

> ICH BIN, WIE ICH BIN,
> SO UND NICHT ANDERS.
>
> ICH WILL AUCH KEIN ANDERER SEIN,
> WEIL ICH DANN NICHT ICH WÄRE,
> SONDERN DIESER ANDERE.
>
> ALLES AN MIR IST RICHTIG,
> GENAU SO, WIE ICH ES BRAUCHE,
> UM ALLES SO ZU TUN,
> WIE ICH ES TUE.
>
> MEIN KOPF IST O.K.
> MEIN LEIB IST O.K.

MEINE ARME UND HÄNDE SIND O.K.
MEINE BEINE UND FÜSSE SIND O.K
ICH BIN O.K.

ICH AKZEPTIERE DEN KÖRPER,
DIE HÜLLE, IN DER ICH LEBE.

SIE WURDE FÜR MICH GESCHAFFEN,
EINE ANDERE GIBT ES NICHT.

SIE IST MEIN ZUHAUSE,
IN IHR FÜHLE ICH MICH WOHL.

Pausiere, ruhe aus, träume, treibe, schlafe. Nach Rückkehr ins volle Bewußtsein schließe die Körperzentren und nimm die Entspannungshaltung zurück. Aktiviere deinen Thymus.

HM-Übung 22: Sich wohl fühlen

Der Mensch fühlt sich immer dann wohl, wenn er gesund, glücklich, zufrieden und positiv gestimmt ist. Wohlbefinden ist die Folge einer in allen Lebenslagen optimistischen Grundeinstellung, die sowohl beruflich als auch privat permanent für Erfolgserlebnisse sorgt. Wer den Situationen des Alltags aufgeschlossen begegnet, sie richtig einzuschätzen weiß und entsprechend handelt, der fängt »Durchhänger« leichter ab als der negative, zu Depressionen neigende Mensch.
Ist ein Mensch aber wirklich krank, dann muß er, um den Zustand des Wohlbefindens wiederzuerlangen, zuerst für die Stärkung seiner Lebensenergie sorgen, weil Kraft- und Antriebslosigkeit alle Freude und jedes Glücksgefühl unterbinden. Wir wundern uns oft über Leute aus unserem Umfeld, die stets guter Laune sind und die sich weder von Mißgeschicken noch von Krankheit beeindruckt zeigen. Sie verbreiten um sich fortwährend eine positive, fröhliche Laune, die für eine gelöste Atmosphäre sorgt und geradezu ansteckend ist. Natürlich haben auch sie ihre Probleme und Sorgen, ihre Stimmungen; nur werden sie damit im stillen fertig, sie machen das mit sich selbst aus. Ihr Grundtenor aber ist grundsätzlich optimistisch und bejahend, darum gehören sie zu denen, die sich die meiste Zeit ihres Lebens wohl fühlen. Das bedeutet nichts anderes, als daß wir es weitgehend selbst in der Hand (im Kopf) haben, ob und wie sehr uns Wohl oder Wehe begleiten oder meiden werden.

Mache es dir zur folgenden Übung bequem, schließe die Augen und beklopfe zur Stärkung deiner Lebensenergie den Thymuspunkt auf deinem Brustbein. Dann nimm beide Hände und lege sie breitflächig über die Stirn und die Augenbrauen. Verharre so ein bis zwei Minuten, in denen du das ruhige und entspannende Fließen deines Atems verfolgst. Spüre, wie du dich bei jeder Ausatmung mehr und mehr losläßt, wie dein Brustbein dabei tiefer und tiefer einsinkt und wie eine wunderbare, krampflösende, tiefe Ruhe bei dir Einkehr hält.

Nun lasse vor deinem geistigen Auge ein wunderbares und entspannendes Bild erscheinen, indem du dir vorstellst, du befändest dich auf einer mit filigranen Gräsern, weichen Moosen und unzähligen Farnen bedeckten und bewachsenen, sonnendurchfluteten Lichtung inmitten eines Waldes. Du läßt dich ins Moos nieder, betrachtest deine Umgebung und nimmst mit offenen Sinnen ganz klar und deutlich all das wahr, womit die Natur an diesem wunderbaren Platz dich umgibt: Blumen, Blüten, Blätter, bemooste Steine, einen Baumstumpf, dürres Astwerk, einen kleinen Erdhügel, einen Ameisenbau, umherliegende Tannenzapfen, da und dort Büsche, eine Hecke, rings um die Lichtung kleine, große, schöne oder schief gewachsene Tannen, Fichten und Föhren.

Beobachte Ameisen, Käfer, Insekten, Vögel; das alles lasse auf dich wirken, staune, bewundere, freue dich, träume und treibe vor dich hin. Öffne dich und nimm das ganze Spektrum der dich umgebenden Schönheit in dich auf. Koste, schlürfe, trinke vom verjüngenden Trank der kosmischen Kräfte und spüre, wie sich über dich der sanfte Schleier tiefen Friedens senkt. Du bist mitten im Geschehen, eingebunden und beteiligt, und du spürst, wie du darin völlig aufgehst. Du löst dich in diesem Augenblick von dir und deiner Körperlichkeit, tauchst ein in ein wunderbares Gefühl von Schwerelosigkeit, von physischer und psychischer Freiheit und absoluter Losgelöstheit. Es kommt dir vor, als hätte dich ein leiser Hauch gestreift, ein lauwarmer Südwind gestreichelt, der deine Lebensgeister erfrischt und belebt, wie der Morgentau das Gras und die Blätter von Büschen und Bäumen, ein Energiequell, der dich aufbaut und tiefer durchatmen läßt.

Bediene dich auch deines Geruchssinnes; rieche die mannigfaltigen Gerüche deiner Umgebung: den Duft der Blumen und Pflanzen, von Rinde und Harz, von frischer Erde, von Blühen und Wachsen, von Werden und Reifen, von Ernten oder Verwelken, von modernder Vegetation, von Leben und Vergehen.

Öffne ganz weit deine Brust, atme, lebe, sei ganz in dir und fühle dich wohl, denn du bist!

Ruhe aus. Danach schließe die Körperzentren, nimm die Entspannungshaltung wieder zurück und beklopfe deinen Thymus.

HM-Übung 23: Sich annehmen

Wir tun uns oft schwer damit, die Menschen unserer nächsten Umgebung anzunehmen. Selbst die Annahme unserer Partner oder Freunde fällt uns zuweilen nicht gerade leicht. Überlegen wir uns ernsthaft, warum dies so ist, dann erkennen wir früher oder später, daß dahinter unsere eigene Unfähigkeit steht, uns selbst anzunehmen. Wer sich nicht mag, kann andere nicht gern haben. Wer seine Mitmenschen nicht akzeptiert, so wie sie nun einmal sind, der tut sich schwer, sich selbst anzunehmen. Um glücklich zu sein, muß ich mich mit meinem Leben versöhnen, mit meinem Aussehen, meinen Fehlern und Schwächen, auch wenn ich mir die Haut, den Körper, in dem ich lebe, nicht ausgesucht habe. Ich muß mit mir selbst Frieden machen, ganz tief in mir drinnen, ehe ich es mit anderen tun kann.

Aber auch in meinen Beziehungen zu meiner Arbeit, zu meinen wirtschaftlichen Verhältnissen, zu den Bedingungen meines Lebens, zum Partner, den Kindern, Vorgesetzten oder Untergebenen gilt es, für Harmonie zu sorgen. Die helfenden Kräfte, die meine negative Einstellung tilgen und die Wiederherstellung meiner positiven Grundhaltung bewirken können, sind vordergründig in meinem eigenen Denken und Handeln angesiedelt.

Aufrichtige Zuneigung und wahrhaftige Liebe in den Beziehungen zwischen Menschen basieren in erster Linie auf gegenseitiger Akzeptanz und ständigem Austausch von positiven Energien. Wir fühlen uns in der Nähe uns sympathischer Menschen sofort wohl, sicher und geborgen. Unsere Handlungen werden bestimmt vom Glücksgefühl gegenseitigen Gebens und Nehmens. Wir werden friedfertiger, duldsamer, toleranter, nachsichtiger, verzeihen und vergeben vieles, sowohl unseren Nächsten als auch uns selbst. Das macht uns froh, gibt Schwung, bringt Erfolg, wir werden geachtet, verehrt, geliebt. Wir sind rundum glücklich und zufrieden und schaffen damit die besten Voraussetzungen für die Wiederherstellung oder Erhaltung unserer körperlichen Gesundheit. Wer sich annimmt, ist auf dem richtigen Weg, dem Weg zu sich selbst.

Mache es dir zur folgenden Übung im Sitzen oder Liegen bequem, entspanne dich, lasse los; lasse dich einfach fallen.

Versenke dich kurze Zeit in deinen Atem, lausche ihm, höre ihn, genieße seine Leben spendende Kraft, ruhe aus, lasse dich treiben.
Ist Stille bei dir eingekehrt, dann öffne deine Körperzentren und stärke deinen Thymus.
Lasse deine rechte Hand auf dem Thymuspunkt ruhen und entspanne dich autogen:

ICH BIN GANZ RUHIG,
RUHIG UND ENTSPANNT,
MÜDE, SCHWER, WARM,
WOHLIG WARM,
GELÖST UND GELASSEN,
UND ES KEHREN BEI MIR EIN
ZUFRIEDENHEIT UND STILLE.

Kleine Pause

Nimm wiederum dieses Buch oder deinen Notizzettel mit dem folgenden Text zur Hand und lies ihn dir so lange laut vor, bis ihn dein Unterbewußtsein gespeichert hat.

ICH WEISS UM DIE KRAFT POSITIVEN DENKENS UND IHRE MACHT, DIE BERGE VERSETZEN KANN. DARUM GLAUBE ICH AN MICH UND AN DIE MIR INNEWOHNENDE KRAFT. ICH MAG MICH UND NEHME MICH AN, MICH UND MEINEN KÖRPER, WEIL ICH MICH AKZEPTIERE, SO WIE ICH BIN.
ICH STEIGERE MEINE LEBENSENERGIE DURCH DEN GLAUBEN AN MICH SELBST. ICH MAG MICH, ICH NEHME MICH AN.

Nun ruhe aus. Es macht nichts, wenn du ein bißchen schläfst. Die Wirkung geht tief.
Sobald du ins volle Bewußtsein zurückkehrst, schließe die Körperzentren und nimm die Entspannungshaltung zurück durch Recken, Strecken, durch tieferes Atmen. Gähne laut und herzhaft. Fühle, wie deine Arme und Beine wieder leicht und beweglich werden. Du bist wieder hellwach und konzentriert. Beklopfe zum Abschluß mehrmals den Thymuspunkt auf deiner Brustbeinmitte.

12 SPEZIELLE KÖRPERÜBUNGEN

Wir sollten sowohl bei allen Übungen, die wir im Liegen ausführen, als auch bei allen Schmerzzuständen dafür sorgen, daß unser Körper so spannungsfrei wie möglich gelagert ist. Da entspanntes Liegen von Mensch zu Mensch aber sehr unterschiedlich erfahren wird, können die nachfolgenden Vorschläge nur als Anregungen verstanden werden. Wir entspannen uns am leichtesten in Rückenlage auf einer nicht zu weichen Unterlage. Bett oder Couch sind nur dann geeignet, wenn sie mittel bis hart, je nach Verträglichkeit, gepolstert sind. Ansonsten eignen sich für die Übungen zwei längs gefaltete, übereinanderliegende Wolldecken.

Den Kopf stützen wir hinter dem Nacken mit einer kleinen Rolle, mit einem kleinen Kissen oder einem gefalteten Handtuch. Unter die Kniekehlen legen wir eine Rolle oder ein Kissen. Wer in der Lendenwirbelsäule sehr verspannt ist, sollte entweder die Beine etwas aufstellen oder aber die Unterschenkel durch eine entsprechende Unterlage etwa 15 Zentimenter hoch waagrecht lagern.

Die Arme liegen locker seitlich neben dem Körper ohne Tuchfühlung, die Handflächen nach unten. Die Beine sind leicht gespreizt, die Fußspitzen nach außen.

HM-Übung 24: Richtige Körperlagerung

Wir rollen unseren Kopf spannungsfrei und locker von der einen zur anderen Seite und achten darauf, daß keine Überdehnung der Halsmuskulatur stattfindet.

Dann beginnen wir damit, unsere Schultern, Arme und Hände locker und schlingernd zu bewegen. Dasselbe tun wir mit den Beinen und Füßen. Schließlich werden Kopf, Rumpf und Extremitäten in leichten Schlingerbewegungen so lange gependelt, bis wir das Gefühl haben, eine völlig lockere, schlappe und losgelöste Gliederpuppe zu sein.

Nach kurzer Ruhepause heben wir zur Schulterentspannung zuerst den linken Arm an, führen ihn in großem Bogen zur rechten Schulter, die wir mit der Hand kurz berühren. Dann bringen wir ihn auf demselben Weg wieder zurück und legen ihn – unter Dehnung nach den Füßen abwärts – ganz langsam neben dem Körper ab. Dasselbe tun wir nun mit dem rechten

Arm. Ihn führen wir zur linken Schulter und wieder zurück. Jede Schulter wird dreimal im Wechsel gelagert.

Nach einer weiteren kurzen Verschnaufpause holen wir das linke Knie zum Oberkörper, strecken das Bein dann ganz weit aus und legen es langsam – unter Strecken nach unten – auf die Erde nieder. Dasselbe tun wir mit dem rechten Bein: Es wird angezogen, gestreckt und – mit Dehnung nach unten – gelagert. Auch diese Übung wird ebenfalls dreimal im Wechsel ausgeführt.

Wie fühlst du dich? Spürst du deine Schultern, die Arme, den Rücken, das Gesäß, Beine und Füße richtig aufliegen? Ist deine Wirbelsäule locker, liegst du gerade oder wie ein Fragezeichen? Sind deine Arme gefühlsmäßig gleich lang, deine Beine ebenso? Wenn nicht, dann wiederhole diese Übung so lange, bis du dich in deiner körperlichen Mitte befindest.
Allein schon die richtige Lagerung unseres Körpers trägt zu einem verbesserten Wohlbefinden bei. Schließe noch ein bißchen die Augen, höre auf deinen Atem, lausche ihm, träume ein wenig vor dich hin. Damit begibst du dich in eine tiefe Phase der Erholung und Entspannung, die dir wohltut.
Jede tagsüber durchgeführte Entspannungsübung erfordert anschließend die Zurücknahme dieser Haltung, indem wir wieder tiefer atmen, uns recken und strecken, gähnen, anspannen und wieder loslassen. Unsere Arme und Beine werden dadurch wieder leicht und sind frei beweglich, der Kreislauf ist wieder auf Tagesbewußtsein geschaltet.

HM-Übung 25: Pendeln

Aufgrund persönlicher guter Erfahrungen beginne ich seit längerer Zeit die meisten Kursstunden mit der nachfolgend beschriebenen Pendelübung, die inzwischen zu einer beliebten, vorzüglichen Einstimmung und Einleitung von AT-/AGT- oder AME-Übungen avanciert ist. Sie schafft durch ihre beruhigenden Bewegungsabläufe Abstand zum Alltag und leitet über in eine Phase sich verstärkender Entspannung. Ich empfehle sie auch als selbständige Übung, wenn nach getaner Arbeit oder sonstiger Überlastung ein entsprechender Ausgleich angezeigt ist.
Lege dich bequem auf die Erde oder eine entsprechend harte Liege nieder und ruhe zuerst ein bißchen aus. Versuche zu spüren, wie dein Körper aufliegt, wo du Spannungen, Blockaden oder Längendifferenzen fühlst.

Zuerst rolle deinen Kopf, wie in der vorigen Übung beschrieben, eine Zeitlang nach beiden Seiten. Tu es langsam und völlig spannungsfrei; du machst es richtig, wenn es dir wohltut.

Dann stelle deine Beine so auf (Abb.7), daß sie sich in einem ungefähren Winkel von 45 Grad zum Fußboden (Pyramide) befinden. Füße und Knie haben je nach Körpergröße Hüftabstand und stehen sicher auf der Erde.

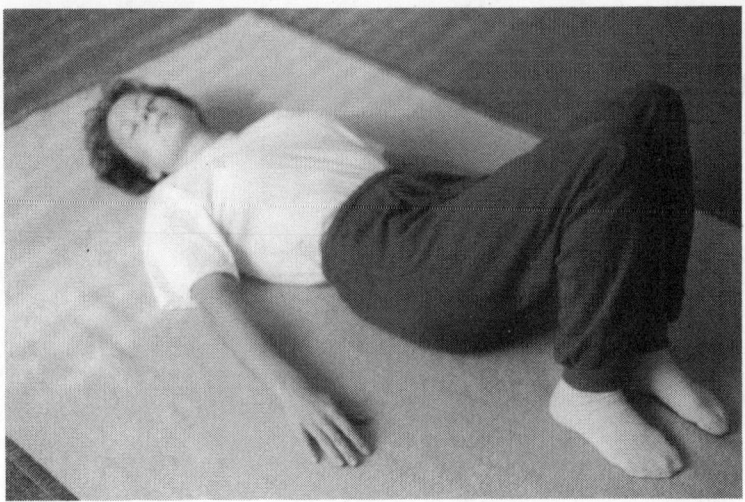

Abb. 7

Beginne ganz langsam damit, die Knie (Beine) nach der einen, dann nach der anderen Seite zu pendeln. Je kleiner der Ausschlag, zu Beginn nur etwa zehn Zentimeter, um so effektvoller ist die Wirkung. Verwende für jede Pendelrichtung etwa zwei Sekunden Zeit und merke: Es sind die kleinen, nicht die großen Bewegungen, die uns in die Ruhe, zu Gelassenheit und Gleichmut führen. Viele meiner Kursteilnehmer berichten davon, wie effektiv und nachhaltig diese einfache Übung für sie sei. Dehne dieses Beine-Pendeln über einen Zeitraum von etwa fünf Minuten hin aus, dann lege die Beine nacheinander ab und prüfe jetzt dein Körpergefühl.

Nach kurzer Pause stelle die Beine erneut auf, pendle wie zuvor und beziehe dann gleichzeitig deinen Kopf in diese Bewegung mit ein. Zuerst eine Zeitlang in der gleichen Richtung wie die Knie, danach gegenläufig. Das macht anfangs ein bißchen Probleme, vermittelt danach aber um so mehr ein gutes Gefühl von körperlicher Ausgewogen- und Ausgeglichenheit. Nach einigen weiteren Minuten des Pendelns lege die Beine wiederum ab und ruhe kurz aus.

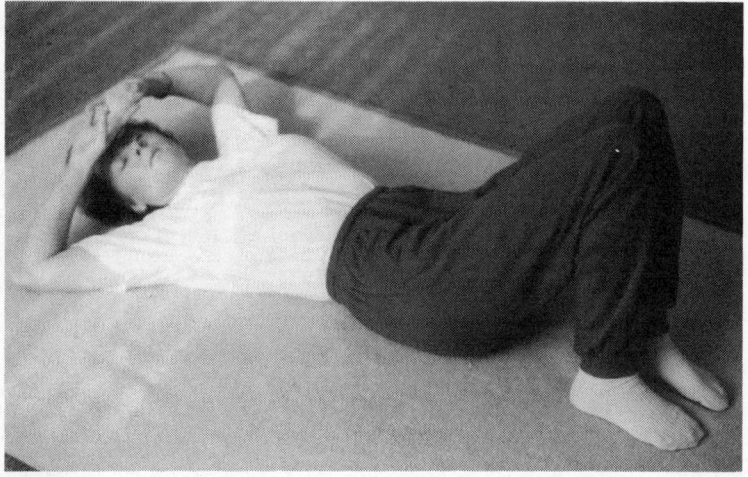

Abb. 8

In der nächsten Variante beginnen wir wiederum mit dem Pendeln der Knie, legen dann unsere gefalteten Hände mit erhobenen Armen umgekehrt auf die Stirn (Abb.8) und pendeln gegenläufig mit Kopf/Armen und den Knien einige Zeit weiter. Danach prüfen wir erneut unser Körpergefühl und ruhen kurz aus.

Eine weitere Übungsform verläuft wie folgt: Wir stellen die Beine auf, strecken beide Arme zur Zimmerdecke und vereinigen sie dort durch das neuerliche Falten der Hände. Dann pendeln wir mit den Armen zur einen Seite, mit dem Kopf und den Knien zur anderen (Abb.9). Achte darauf, was in deiner Wirbelsäule geschieht. Und nochmals zur Erinnerung: Kleine Pendelausschläge sind effektiver als große.

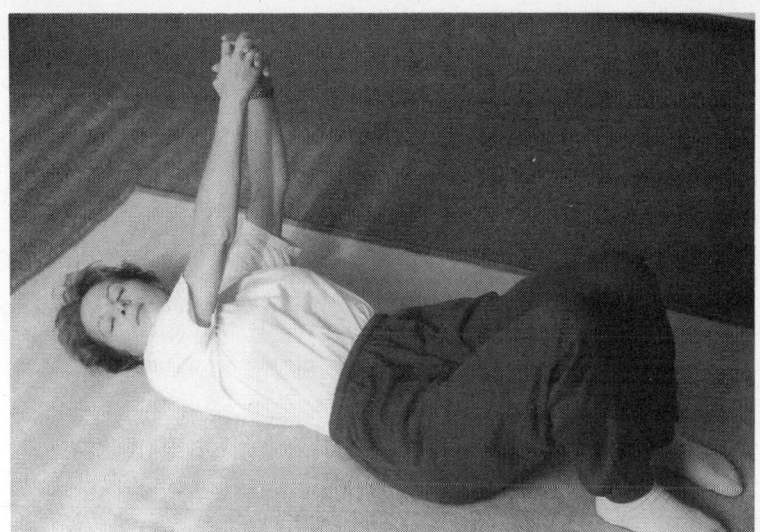

Abb. 9

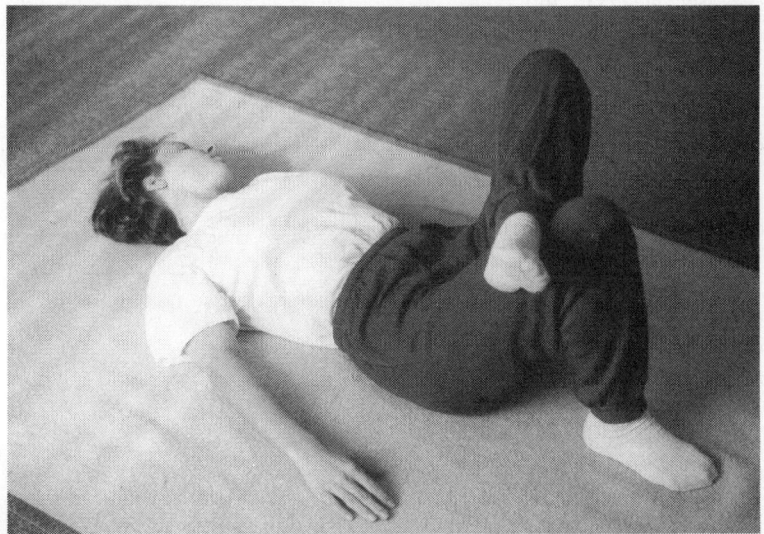

Abb. 10

Übe die letzte Variante in folgender Weise: Stelle beide Beine auf, dann schlage das linke über das rechte Knie und pendle aus der Mitte leicht nach rechts und zurück zur Mitte, immer nur nach rechts und wieder zur Mitte zurück *(Abb.10)*. Tu das etwa zwanzigmal. Danach übe umgekehrt. Schlage das rechte Bein über das linke Knie und pendle aus der Mitte heraus nach links und wieder zurück, nach links und wieder zurück.

Nun ist es genug. Lege die Beine auf die Erde zurück, lockere dich durch leichte Schlingerbewegungen in allen Gliedern und ruhe aus. Du brauchst nicht alle Übungsteile zu praktizieren, beginne aber in jedem Fall mit dem Pendeln der Knie. Mit der Zeit wirst du das Übungsprogramm erfahrungsgemäß von selbst erweitern, weil es dir bekommt und ganz sicher Freude macht.

HM-Übung 26: Lösen und stabilisieren

Die folgende Übung ist ein weiterer Schritt in Richtung Entkrampfung unseres Gesamtzustandes, da sie durch die verbale Unterstützung der Bewegungsabläufe zum einen die Lösung von Körperverspannungen und seelischen Verkrampfungen, zum anderen die gleichzeitige Stärkung und Stabilisierung zum Ziel hat.
Mache es dir dazu im Liegen bequem, schließe die Augen, ruhe kurz aus, danach sammle dich.
Versuche im folgenden sowohl deinen Körper als auch dich selbst zu spüren, dich, dein Befinden und deine augenblickliche seelische Verfassung. Wie ergeht es dir also, jetzt, genau in diesem Augenblick?
Es ist gut und hilfreich, wenn es dir gelingt, den untenstehenden Text nicht nur zu sprechen, sondern mit den Körperberührungen zu verbinden und sinnvoll in Einklang zu bringen.

Lege nun deine Hände seitlich an die Schläfen, atme tiefer ein und sage mit der Ausatmung:

G-u-u-u-u-u-t,
einatmen:
kla-a-r-r,
einatmen:
angene-e-e-e-h-m!

Wiederhole:
G-u-u-u-u-u-t,

einatmen:
kla-a-r-r,
einatmen:
angene-e-e-e-h-m!

Nun lege beide Hände auf die Brust, atme ein und sprich mit
der Ausatmung:

G-u-u-u-u-u-t,
einatmen:
gesun-n-n-d,
einatmen:
wo-o-o-o-h-l!

Wiederhole:
G-u-u-u-u-u-t,
einatmen:
gesun-n-n-d,
einatmen:
wo-o-o-o-h-l!

Jetzt die Hände auf das Sonnengeflecht, den Magenbereich,
legen und wie zuvor einatmen, dann mit der Ausatmung ruhig
und getragen sprechen:

G-u-u-u-u-u-t,
einatmen:
wei-i-i-i-i-ch-ch,
einatmen:
wa-a-a-a-r-r-m!

Wiederhole:
G-u-u-u-u-u-t,
einatmen:
wei-i-i-i-i-ch-ch,
einatmen:
wa-a-a-a-r-r-m!

Dann lege die Hände auf den Unterleib und sprich mit der Ausatmung ruhig vor dich hin:

G-u-u-u-u-u-t,
einatmen:
wo-o-o-o-o-h-lig,
einatmen:
schö-ö-ö-ö-n-n!

Wiederhole:
G-u-u-u-u-t,
einatmen:
wo-o-o-o-o-h-lig,
einatmen:
schö-ö-ö-ö-n-n!

Jetzt lege die Hände über dein Geschlecht und sprich mit der Ausatmung:

G-u-u-u-u-u-t,
einatmen:
off-e-n-n-n-n,
einatmen:
frei-i-i-i-i-i!

Wiederhole:
G-u-u-u-u-u-t,
einatmen:
off-e-n-n-n-n,
einatmen:
frei-i-i-i-i-i!

Lege die Hände nun in die Leistenbeuge der Oberschenkel:

G-u-u-u-u-u-t,
einatmen:
sta-a-a-r-r-k,
einatmen:
stabi-i-i-i-l!

Wiederhole:
G-u-u-u-u-u-t,
einatmen:
sta-a-a-r-r-k,
einatmen:
stabi-i-i-i-l!

Ruhe kurze Zeit aus und überlasse dich deinen Gefühlen und Empfindungen. Dann fahre wie folgt fort:

Spreize die Beine und lege beide Arme im rechten Winkel vom Körper ab mit den Handflächen nach oben. Atme ein und balle deine Hände zu Fäusten; dann lasse los und sprich mit der Ausatmung:

Ich-ch-ch-ch

einatmen und Fäuste ballen:
bin-n-n-n-n
einatmen und Fäuste ballen:
ru-u-u-u-hig,
einatmen und Fäuste ballen:
mu-u-u-u-tig,
einatmen und Fäuste ballen:
sich-ch-ch-er,
einatmen und Fäuste ballen:
frei-i-i-i-i-i!

Wiederhole:
Ich-ch-ch-ch
einatmen und Fäuste ballen:
bin-n-n-n-n
einatmen und Fäuste ballen:
ru-u-u-u-hig,
einatmen und Fäuste ballen:
mu-u-u-u-tig,
einatmen und Fäuste ballen:
sich-ch-ch-er,
einatmen und Fäuste ballen:
frei-i-i-i-i-i!

Die Übung ist beendet, ruhe aus, lasse sie auf dich wirken. Ehe du dich in den Alltag begibst, aktiviere deinen Kreislauf durch Anspannen, Rekken, Strecken, Durchatmen, deinen Thymus rege an durch mehrmaliges Beklopfen.

13 DIE EIGENE MITTE FINDEN

Ruhe, Gelassenheit und Toleranz in allen Dingen führen zu innerer und äußerer Sicherheit, zu Stabilität, zu Friedfertigkeit und zu rücksichtsvoller Großzügigkeit. Wir sind nicht nur somatisch, sondern auch psychisch einem kontinuierlichen Wandel, ständigen Veränderungen unterworfen, die uns in unserer geistigen Entwicklung nicht selten behindern. Um zu menschlicher Größe zu reifen, bedürfen wir eines großen Maßes an Mut, Selbstvertrauen und Selbstsicherheit, aber auch tiefer Gläubigkeit. Wir geraten in vielen kritischen Lebenssituationen ins Schleudern, rasten aus, verstehen die Welt nicht mehr, sind fassungslos ob unseres eigenen Verhaltens, oder aber wir resignieren und ziehen uns zurück. Sind wir kritisch genug, um in uns zu gehen und unser Tun zu analysieren, dann befinden wir uns schon ein gutes Stück auf dem Weg zu uns selbst.

Eigentlich läßt sich der Zustand der sogenannten eigenen Mitte nur schwer erklären, weil ihn nur kennt, wer in ihm ist. Ich würde sagen, daß wir sie dann erreichen, wenn sich Denken, Fühlen und Handeln in uns deckungsgleich vereinigen, wenn wir uns im Einklang mit uns selbst befinden. Um dahin zu kommen, sollten wir versuchen, Ruhe in unser Leben zu bringen, ausgleichende Entspannung, heilende Stille. Wer das erreicht, der spürt ganz tief in sich drinnen den Frieden des Universums, der ist erfüllt von positiven Schwingungen, der ist durchdrungen von einer gewaltigen Lebensenergie, aus der er jederzeit schöpfen und sich auftanken kann. In der eigenen Mitte zu sein ist aber kein Dauerzustand, weil wir uns fortwährend darum bemühen müssen, daß wir es bleiben, ähnlich dem Seiltänzer, den nur ständiges Training und pausenlose Konzentration vor dem Absturz bewahren.

Und noch eines ist dabei ganz wichtig: Wir schirmen uns durch eine ruhige, ausgeglichene und gelassene Lebensweise ab gegen die Hektik unserer Tage, gegen überzogene Ansprüche an Konsum und Aktionen, den Drang nach pausenloser Steigerung unserer Erwartungen, die unser Nervensystem bis zum Äußersten überreizen. Die Folgen sind uns bekannt.

HM-Übung 27: Sich suchen und finden

Mache es dir bequem, und schließe deine Augen. Ruhe aus. Dann öffne deine Körperzentren. Begib dich auf die Suche nach dir selbst, indem du dir ein klares Bild von dir zu machen versuchst. Wer sich finden will, der

muß wissen, wen er sucht. Du tust dich leichter, wenn du dir in Gedanken vorstellst, du würdest in einen Spiegel schauen und dich darin ganz eingehend und selbstkritisch betrachten; zuerst deinen Kopf, dann die Haare, das Gesicht mit den Augen, den Hals, die Schultern, Arme und Hände, Brust und Leib, Beine und Füße.
Dann entspanne dich autogen:

ICH BIN GANZ RUHIG,
RUHIG UND ENTSPANNT,
MÜDE UND SCHWER,
WOHLIG WARM,
ANGENEHM SCHWER UND WARM,
VÖLLIG GELÖST UND GELASSEN,
ZUFRIEDEN UND STILL.
ICH LASSE MICH EINFACH FALLEN,
ICH LASSE LOS.

Kurze Pause, dann meditiere:

ICH GEHE AUF DIE SUCHE NACH MIR SELBST, WEIL ICH MICH BESSER KENNENLERNEN WILL UND BESSER VERSTEHEN MÖCHTE – MEINE GEDANKEN, GEFÜHLE UND HANDLUNGSWEISEN, MEIN WAHRES SELBST, MICH.

UND ICH WERDE SO LANGE WEITERSUCHEN, BIS ICH MICH GEFUNDEN HABE, MIR BEGEGNE, MICH SEHE UND ERKENNE, WER UND WAS ICH WIRKLICH BIN: EIN MENSCH, EIN LEBENDIGES WESEN, ZUM LEBEN GESCHAFFEN, ZUM ATMEN, LIEBEN UND GLÜCKLICHSEIN.

JE INTENSIVER ICH MIR DAS VORSTELLE, UM SO FRÜHER WERDE ICH MICH FINDEN.

GEIST, SEELE UND KÖRPER VERBINDEN SICH IN MIR ZU HARMONISCHEM GLEICHKLANG. ICH BIN RUHIG UND GELASSEN, DURCHDRUNGEN VON TIEFEM FRIEDEN, IN MEINER EIGENEN MITTE, IM LOT.

Ruhe nach mehrmaligem Lesen des Meditationstextes aus, treibe vor dich hin, lasse es gut sein. Danach nimm die Entspannungshaltung wieder zurück und schließe die Körperzentren.

HM-Übung 28: Sich freuen

Menschliche Freude ist der Ausdruck tiefer Befriedigung und innerer Beglückung, ein Gefühl des Frohseins, von Fröhlichkeit. Frohe Gedanken sind das Ergebnis einer positiven Grundstimmung; sie erheben uns, machen die Brust weit, lassen uns aufatmen und wirkliche Freude empfinden. Wir teilen Freud und Leid, bereiten oder nehmen jemandem Freude, spenden oder stören sie, erleben sie laut oder still, stimmen ein Freudengeheul an oder ersticken in Freudentränen. Sich freuen ist also mehrheitlich ein positives Lebensgefühl, ob wir es nun im Zusammenhang mit Geschehnissen aufgrund besonderer Umstände in unserem Umfeld oder aber ganz tief in uns selbst erleben.

Sag einem Gesprächspartner am Telefon, daß du seine Stimme – wenn es so ist – angenehm empfindest, daß seine Worte dir guttun, und du kannst fast körperlich spüren, wie er sich darüber freut, wie er angeregt durchatmet, wie seine Laute plötzlich einen weichen und vibrierenden Klang annehmen. Es ist umgekehrt nicht anders: Fühlst du dich schlecht, bedrückt, niedergeschlagen und elend, und es begegnet dir ein Mensch, der dir durch seinen Blick, eine freundliche Geste, eine leichte Berührung oder durch ein paar aufmunternde Worte seine Aufmerksamkeit schenkt, sich dir zuwendet, dann öffnet sich für dich der Himmel. Du spürst beglückt, wie Freude in dir aufsteigt, wie deine Stimmung sich hebt, weil dein innerer Motor urplötzlich wieder in Gang kommt und die Lebensenergie aktiviert wird.

Grund zur Freude haben wir nicht nur dann, wenn in unserem Leben Außergewöhnliches geschieht, wenn uns Erfolg und Glück beschieden sind, wenn wir lieben und geliebt werden. Es sind vielmehr die kleinen Dinge, die in uns eine lebensfrohe und optimistische Einstellung bewirken und die damit unseren Gesundheitszustand indirekt sehr günstig beeinflussen. Sich nicht nur freuen, sondern laut und herzhaft lachen können, gehört unter anderem dazu. So las ich vor einiger Zeit in Norman Cousins Buch ›Der Arzt in uns selbst‹ davon, wie ein schwerkranker Mann feststellte, daß er sich immer dann besonders gut fühlte, wenn er im Fernsehen die alten Klamotten von Oliver und Hardy oder ähnliches sah, über die er sich halbtot lachte und eine Menge Freudentränen vergoß. Das brachte ihn auf die Idee, sich täglich stundenlang derartige Oldies vorführen zu lassen. Der Erfolg war unglaublich: Nicht lange danach erhob er sich vom Krankenbett und genas in kürzester Frist. Aber auch nur das Betrachten einer kleinen Blume, der verklärte strahlende Blick eines Kindes, das Lächeln eines lieben Freundes, das Zutrauen und die Treue eines Haustieres, das Läuten von Kirchenglocken, das Hören schöner Musik – sie alle lassen uns unter Umständen innehalten, aufmerksam werden und tiefe Freude empfinden.

Gerade heute morgen trat ich bei herrlichem Sommerwetter aus dem Haus und stellte mich spontan in unserem kleinen Vorgarten inmitten von Blumenbeeten, Büschen und Bäumen auf. Ich schloß die Augen, breitete die Arme aus, atmete einige Male ganz tief ein und wieder aus und spürte sehr deutlich, wie ich das Licht der Sonne und die Schönheit meiner Umgebung, des ganzen Universums in mich einsog. Mich durchdrang dabei ein nicht zu beschreibendes Gefühl allmächtigen Glücks, ich war berauscht. Dann stellte ich mir intensiv vor, wie die Heilkraft der mich umgebenden Pflanzen, Blumen, der Erde und die frische, ozonreiche Morgenluft mein Immunsystem auftanken und mobilisieren würden, um die T-Zellen mit geballter Energie in die Schlacht gegen die Krebszellen meines Tumors zu schicken. Auch jetzt noch, einige Stunden später, fühle ich mich ausgesprochen gut und wohl.

Ich habe mir inzwischen nicht nur Gedanken über eine Meditation »Sich freuen« gemacht, sondern sie auch entwickelt und ausprobiert. Tu es mir gleich, teste für dich selbst die Wirkung dieser Übung. Es kostet dich nichts, nur ein bißchen Zeit, eine halbe Stunde deines Lebens, die sicher nicht sinnlos vergeudet ist.

Lege dich nieder, öffne deine Körperzentren und entspanne dich autogen.

Tauche ganz tief ein in ein wunderbares Gefühl von Ruhe und Entspannung, von Müdigkeit und Schwere, von Gelöst- und Gelassenheit.

Dann lasse vor deinem geistigen Auge ein wunderbares und entspannendes Bild erscheinen:

Du gehst in Gedanken so lange in deiner Vergangenheit zurück, bis du dich an ein Ereignis erinnerst, das dir außergewöhnliche Freude bereitet und dich überschwenglich glücklich gemacht hat. Gibt es das im vergangenen Jahr? Nein?

Dann gehe noch weiter zurück, ins Jahr davor, und überlege, ob du dort fündig wirst. Es kann sich um die Begegnung mit einem lieben Menschen handeln, eine bestandene Prüfung, eine schöne Reise, ein sexuelles Erlebnis, eine erfüllte Liebe, einen Gewinn, ein beglückendes Wiedersehen, die Erfüllung oder Realisierung eines lang gehegten Wunsches. Gehe so lange zurück, notfalls bis ins Jugend- oder Kindesalter, bis du es gefunden hast.

Bist du bei deinem großen Erlebnis angekommen, so vertiefe dich nochmals ganz intensiv in jenes Geschehen, erlebe erneut die Freude, die dich seinerzeit bis an die Wurzeln deines Seins geführt, gepackt und beglückt hat. Spüre, wie du jetzt von einer warmen Woge durchströmt wirst, wie dein Blut in Wallung gerät, wie du dich unsagbar froh, glücklich und beschenkt fühlst. Dieses Gefühl beflügelt, begeistert und beschwingt dich, macht dich frei und schenkt dir neuen Mut.

Verstärke dieses Gefühl durch die nachfolgenden Affirmationen, die du dir mehrfach vorliest, vielleicht sogar auswendig lernst und, sooft es dir deine Zeit erlaubt, vor dich hinsprichst:

ICH BIN ERFÜLLT VON FREUDE UND GLÜCK, WEIL ICH UM MEINE SEELISCHEN KRÄFTE WEISS, WEIL ICH MIR BEWUSST BIN, DASS ICH ATME UND LEBE, DASS FRIEDE UND HARMONIE, SICHERHEIT UND GESUNDHEIT IN MIR WOHNEN.

Ruhe noch etwas aus, dann schließe die Körperzentren und nimm die Entspannungshaltung wieder zurück.

HM-Übung 29: Bei sich selbst ankommen

Ankommen hat mit Heimkehr zu tun, mit der Erreichung eines gesteckten Ziels. Wer ankommt, hat eine Strecke Weges zurückgelegt, die er frohen Mutes oder aber beschwerlich gegangen ist. Freude kommt auf, wenn der Wanderer erwartet und willkommen geheißen wird. Bedauern, Enttäuschung oder Trauer machen sich breit, vielleicht sogar das Herz schwer, wenn Erwartungen und Wünsche unerfüllt bleiben. Wir Menschen dieser Zeit sind voller Unternehmungsgeist, reisen viel, sind ständig unterwegs, doch kommen wir am Ziel unserer Wünsche auch an? Warum sind wir so unruhig, voller Hektik, so zerrissen und ausgelaugt? Wahrscheinlich deshalb, weil uns die ungeheuere Fülle des »Machbaren« verwirrt, vielleicht auch, weil wir wie alle teilhaben an der Maßlosigkeit unserer Zeit. Wie sollen wir bei uns selbst ankommen, an ein Ziel gelangen, wenn wir es deshalb aus den Augen verlieren, weil wir uns von den tausenderlei nutzlosen Dingen und Vergnügungen fortwährend ablenken lassen?

Der eilige Reisende hat keine Zeit, die Schönheiten an seinem Weg zu bewundern, es geht ihm um die Strecke selbst, die er zurücklegt, nicht um den wirklichen Sinn seiner Reise. Er kennt auch kaum Pausen, weil bekanntlich rostet, wer rastet. Der Überholende macht auch regen Gebrauch von seinen Ellbogen, ohne die er in der Masse mitschwimmen müßte. Ganz klar, daß deshalb auch die Sensibilität in den zwischenmenschlichen Beziehungen buchstäblich »auf der Strecke« bleiben muß. Ankommen wird aber nur, wer sich für seinen Weg die erforderliche Zeit nimmt, hin und wieder innehält, um einzukehren und auszuruhen.

Die folgende Übung soll uns bewußt machen, daß Ankunft, daß Heimkehr etwas mit Beständigkeit, Zielstrebigkeit, aber auch mit der in sich ruhenden Stille unseres Herzens zu tun hat.

Lege dich entspannt nieder, öffne die Körperzentren und beginne zu meditieren:

ICH BEGEBE MICH OFT AUF REISEN, IN GEDAN-KEN, AUCH IN DER WIRKLICHKEIT, UND BIN MIR NICHT IMMER SICHER, OB ICH ANKOMMEN, OB ICH MEIN ZIEL ERREICHEN WERDE. DAS MACHT MICH ZUWEILEN UNSICHER, ES MACHT MIR ANGST.

DARUM WERDE ICH MIR AB SOFORT KLEINERE ZIELE STECKEN, STRECKEN, DIE ICH BEWÄLTI-GEN KANN, WEGE, DIE ÜBERSCHAUBAR SIND UND DIE MICH MIT FREUDE ERFÜLLEN. ICH WILL MIR AUCH ZEIT FÜR DIE BEGEGNUNG MIT ANDEREN MENSCHEN NEHMEN, FÜR EINKEHR UND HEILSAME STILLE, DAMIT ICH AN MEIN ZIEL GELANGE UND BEI MIR SELBST ANKOMME. ICH SCHAFFE ES, ICH SCHAFFE ES GANZ BE-STIMMT.

Ruhe, sofern du das zeitlich kannst, noch ein bißchen aus und lasse den Text wirken. Dann schließe deine Körperzentren und nimm die Entspannungshaltung wieder zurück.

14 DIE GESUNDE LEBENSBALANCE

Die alte Volksweisheit »Allzuviel ist ungesund« sagt mit einfachen Worten aus, daß wir uns vor jeglicher Übertreibung hüten sollen; dies hat bis heute nichts an Aktualität verloren. Wer vom Start weg zu schnell läuft, ohne seine Kräfte einzuteilen, wird das Ziel nur schwer oder aber gar nicht erreichen. Wir kennen genügend Beispiele aus der Welt der Freizeitgestaltung, wo untrainierte Menschen durch falschen Ehrgeiz zu Schaden kommen: Fußballer, Radfahrer, Jogger, Schwimmer, Bergsteiger, Skilangläufer. Wer übermäßig ißt, zuviel dem Alkohol zuspricht oder wer Kettenraucher ist, der wird schnell müde, träge, lust- und antriebslos, dem gehen Schwung und Elan verloren, vor allem aber schadet er seinem Körper. Wer also seine Kräfte überschätzt, ganz gleich auf welchem Gebiet, den wird die Natur eines Besseren belehren, vielleicht zur Aufgabe zwingen. Zur Erlangung einer gesunden Lebensbalance, von Ausgeglichen- und Ausgewogenheit, sollten wir stets das richtige Maß, ein vernünftiges Verhältnis zu erreichen suchen zwischen Tun und Lassen, An- und Entspannung, Aktivität und Ruhe, Wachen und Schlafen.

Es macht Freude, einem ausgeglichenen, in sich ruhenden Menschen zu begegnen und sich mit ihm zu unterhalten. Gelassenheit, geistige Wachheit, Ausgeglichenheit, Ehrlichkeit und Gerechtigkeitssinn zeichnen ihn aus. Wir erleben seine positive Ausstrahlung, spüren, wie sich Ruhe, Harmonie und Sicherheit von ihm auf uns übertragen. Er steht fest und sicher auf der Erde, im Leben, befindet sich in seiner eigenen Mitte, in der richtigen Balance, im Lot. Er meistert die negativen Seiten des Lebens, weil er aus einem nahezu unermeßlichen Reservoir geistiger und seelischer Kraft schöpfen kann. Seine Probleme löst er vernünftig, mit kühlem Kopf und klarem Verstand, läßt Angst zu, kann mit ihr umgehen und steht somit über jeder schwierigen Situation in seinem Leben. Möchtest du sein wie er? Ich ja!

HM-Übung 30: Anspannung und Entspannung

Lege dich nieder, öffne die Körperzentren, dann sprich die Ruheformeln des Autogenen Trainings:

ICH BIN JETZT GANZ RUHIG,
VÖLLIG RUHIG UND ENTSPANNT,
RUHIG, ENTSPANNT,
GELÖST UND GELASSEN,

ZUFRIEDEN UND STILL.
ICH LASSE LOS,
ICH LASSE MICH EINFACH FALLEN.

Pausiere kurze Zeit, dann fahre fort:

ICH SEHE VOR MEINEM GEISTIGEN AUGE EIN PFERDEFUHRWERK, DAS VOR DEN WAGEN GESPANNTE PFERD, DAS VERGEBLICH VERSUCHT, DEN ÜBERLADENEN WAGEN EINE STEIGUNG HINAUFZUZIEHEN. ES GELINGT IHM NICHT, WEIL DIE LADUNG ZU SCHWER IST UND ÜBER SEINE KRÄFTE GEHT. DARUM BLEIBT ES STEHEN. DER UNVERNÜNFTIGE FUHRMANN VERSUCHT, DAS PFERD MIT DER PEITSCHE ZU EINER LEISTUNG ANZUTREIBEN, DIE ES PHYSISCH NICHT BEWÄLTIGEN KANN. DER KLUGE FUHRMANN DAGEGEN GÖNNT DEM PFERD EINE RUHE-PAUSE, REDET IHM GUT ZU, LÄDT EINEN TEIL DER LAST AB UND ERREICHT DANACH OHNE PROBLEME DIE ANHÖHE.

Den nachfolgenden Text mehrmals wiederholen:

ICH BIN NICHT SELTEN FUHRMANN UND PFERD IN EINER PERSON, IMMER DANN, WENN MEIN GEIST MEINEM KÖRPER LEISTUNGEN ABVERLANGT, DIE DIESER NICHT BRINGEN KANN. IMMER DANN, WENN ICH MICH AUS UNVERNUNFT HERAUS ÜBERLASTE, WENN AN- UND ENTSPANNUNG, WENN ARBEIT UND RUHE NICHT AUSGEGLICHEN SIND UND SIE SICH NICHT DIE WAAGE HALTEN.

DARUM WERDE ICH AB SOFORT JEDER PHASE VON AKTIVITÄT ALSBALD EINE SOLCHE DER RUHE FOLGEN LASSEN, SOWOHL MEINE KRÄFTE ALS AUCH MEINE ZEIT RICHTIG EINTEILEN UND DAFÜR SORGEN, DASS MEINEM KÖRPER IN EINEM GESUNDEN WECHSEL VON BELASTUNG UND ENTLASTUNG DIE REGENERIERUNG DER VERBRAUCHTEN ENERGIE ERMÖGLICHT WIRD.

Zum Schluß ruhe aus, schließe die Körperzentren und nimm die Entspannungshaltung wieder zurück. Beklopfe einige Male den Thymuspunkt auf deiner Brustbeinmitte.

HM-Übung 31: Aktivität und Ruhe

Lege dich nieder, ruhe aus, öffne die Körperzentren und entspanne dich autogen. Dann lies den folgenden Meditationstext:

ICH BIN GEISTIG HELLWACH UND INTERESSIERT, AKTIV UND KREATIV, VOLLER OPTIMISMUS UND FREUDE AM LEBEN. MEINE GEDANKEN UND MEIN TUN HARMONIEREN ZUSAMMEN, SIND IM EINKLANG. JEDE ARBEIT, JEDE BEGEGNUNG BEREICHERN MEINE KENNTNISSE UND ERWEITERN MEIN WISSEN. NICHTS IST MIR LAST. ICH GEHE MIT KLAREN SINNEN DURCH MEINE TAGE, NEHME AUF, TUE, HANDLE UND SORGE SOMIT FÜR DIE ERFÜLLUNG MEINER WÜNSCHE UND DIE BEFRIEDIGUNG MEINER BEDÜRFNISSE. ICH ERGREIFE SELBST DIE INITIATIVE, BIN AKTIV, WEIL ICH NICHT DARAUF WARTE, DASS ANDERE ES FÜR MICH SIND.

ICH LIEBE ES ABER NICHT NUR, EIFRIG UND REGSAM, TÄTIG UND EMSIG ZU SEIN, SONDERN KANN AUCH DIE STILLE GENIESSEN, AUSRUHEN, FAUL SEIN UND MICH TREIBEN LASSEN. ES MACHT MIR AUCH NICHT WENIGER SPASS, HIN UND WIEDER EINMAL TOTAL WEGZUTRETEN, MICH ZURÜCKZUZIEHEN IN MICH SELBST, UM ZU SPÜREN, WIE HEILSAM DIESE INNERE LAUTLOSIGKEIT IST. IN IHR ATME ICH WIEDER DURCH, SCHÖPFE ICH KRAFT, TANKE ICH UND LADE MEINE BATTERIE ERNEUT AUF. ICH FÜHLE MICH IM GLEICHGEWICHT, IN GESUNDER BALANCE, STABIL, SICHER UND FEST.

Wiederhole diesen Text mehrmals, dann ruhe aus. Nach Schließung der Körperzentren nimm die Entspannungshaltung wieder zurück und stärke deinen Thymus.

HM-Übung 32: Wachen und Schlafen

Lege dich zur Meditation nieder oder setze dich locker und entspannt auf einen Stuhl, keinen Sessel, und leite die Übungen mit der Ruheformel des Autogenen Trainings ein.

Dann lies den folgenden Meditationstext wenigstens zehnmal langsam und getragen halblaut vor dich hin:

ICH BIN PENDLER ZWISCHEN ZWEI WELTEN, DER WELT DES WACHSEINS UND DER WELT DES SCHLAFS. DAS TAGESBEWUSSTSEIN LEITET, LENKT UND BEGLEITET MICH IN ALLEM, WAS ICH UNTER AUSNUTZUNG MEINER FÜNF SINNE TUE UND UNTERNEHME. MEINE ORGANISMEN NEHMEN ALLE REIZE AUF, DIE MICH TANGIEREN: ICH ERLEBE, REGISTRIERE UND SPEICHERE DIE INHALTE VON DEN DINGEN, DIE ICH SEHEN, HÖREN, RIECHEN, SCHMECKEN UND FÜILEN KANN.

MEINE KONZENTRIERTE WACHHEIT ERMÖGLICHT MIR DIE RUHIGE UND ÜBERLEGTE BEURTEILUNG VON UNKLAREN SITUATIONEN UND GESCHEHNISSEN, GIBT MIR SELBSTSICHERHEIT BEI WICHTIGEN ENTSCHEIDUNGEN UND IST MIR HILFREICH BEI DER ABWÄGUNG UND LÖSUNG VON PROBLEMEN. ICH BEZIEHE DARAUS DIE KRAFT, MEIN SELBSTBEWUSSTSEIN ZU STÄRKEN, GLÜCK UND ERFOLG BLEIBEN MIR TREU.

MEIN UNTERBEWUSSTES DAGEGEN BEGLEITET MICH IN DIE STILLE DER NACHT UND BEHÜTET MEINEN SCHLAF. ES SORGT IM TRAUM FÜR DIE AUFARBEITUNG MEINER TAGESERLEBNISSE, ORDNET WIEDER RICHTIG EIN, UND ES LÄSST MICH AUCH LOS, DAMIT MIR GENÜGEND ZEIT ZUR KÖRPERLICHEN ERHOLUNG BLEIBT. ICH ABER SORGE DURCH EINEN ZEITLICH VERNÜNFTIGEN WECHSEL ZWISCHEN WACHEN UND SCHLAFEN DAFÜR, DASS IN MIR ALLE REGULIERENDEN KRÄFTE ZUM TRAGEN KOMMEN.

Lege nach dem Ende der Übung das Buch beiseite und ruhe noch eine Zeitlang aus. Dann schließe deine Körperzentren, nimm die Entspannungshaltung zurück und stärke deinen Thymus.

15 DIE HEILKRAFT UNSERER HÄNDE

Wir wenden uns in diesem Kapitel einem Bereich in der Heilkunde zu, der über Jahrhunderte oder gar Jahrtausende hinweg einen angestammten Platz bei der Behandlung von Krankheiten hatte. Medizinmänner, Hexen, Priester, Philosophen, Ärzte und andere Heilkundige heilten allerlei Gebrechen durch das Auflegen ihrer Hände auf Wunden und Organfelder. Es ist unbestritten, daß auf diese Art und Weise nicht unbedeutende Heilerfolge erzielt worden sind, vor allem dann, wenn die Kranken oder Verletzten auf das Können der Behandler vertrauten und an deren Erfolg glaubten. Hat nicht auch der größte Heiler aller Zeiten, nämlich Christus, durch das symbolische Auflegen seiner Hände Kranke und Verzweifelte geheilt? Nimmt die Mutter, deren Kind sich krank und elend fühlt, nicht auch ihre Hände zu Hilfe, um ihm Linderung zu verschaffen oder es zu trösten?

Wir haben vieles vergessen und noch mehr verlernt. So hat die natürliche Nutzung der in uns schlummernden Heilkräfte in den vergangenen Jahrzehnten fortwährend an Bedeutung verloren. Das ist verständlich, wenn wir uns die gewaltigen Fortschritte der wissenschaftlichen Medizin vor Augen führen. Sowohl die ausgefeilte Diagnostik als auch außergewöhnliche Operationstechniken und erfolgreiche medikamentöse Therapien ließen das Althergebrachte leicht vergessen. Danach gesucht wird aber dann, wenn die Schulmedizin da und dort natürlicherweise am Ende ihres Lateins angelangt ist. Sie kann vieles, aber nicht alles vollbringen, am allerwenigsten aber Wunder.

Sind wir ernsthaft krank, dann suchen wir intensiv nach Mitteln und Wegen, die uns Hilfe versprechen. Wir erinnern uns unter Umständen an Heilweisen, die nicht populär sind, deshalb aber nicht weniger erfolgreich sein müssen. Seit neuerdings wieder Heiler auf dem Plan erscheinen, die berufen oder unberufen praktizieren, wehrt sich die Lobby der Mediziner vehement gegen deren Tun. Trotzdem dürfen wir nicht außer acht lassen, daß es oft dort noch Heilungen gegeben hat, wo die Schulmedizin bereits das Handtuch geworfen hatte. Gerade weil das so ist, hat jeder Mensch, vor allem jeder Kranke das Recht, die Art der Behandlung seiner Leiden mitzubestimmen, ganz gleich, ob sie in das Programm klassischer Therapieformen paßt oder nicht.

Eine Brücke zwischen früherer und heutiger Behandlung ist, wenn wir das Wort in seiner Bedeutung als Berührung verstehen, durch die Physiotherapeuten, die Masseure und Krankengymnasten nach wie vor gegeben. Darum ist ein günstiger Genesungsverlauf immer dort zu erkennen, wo Zuwendung und Körperkontakt für die Stärkung der Lebensenergie sorgen. Der Kranke braucht beides zur Heilung, der Gesunde dagegen zur Erhaltung seiner seelischen und körperlichen Gesundheit.

Wenn ich die ersten vierzehn Kapitel dieses Buches vorwiegend der Lösung und Entspannung unserer Blockaden im geistig-seelischen und muskulären Bereich gewidmet habe, dann darum, weil ich damit günstige Voraussetzungen für die folgenden Übungen schaffen wollte. Ich erinnere daran, daß ich Mitbetroffener bin und das Übungsprogramm dieses Buches an mir selbst erprobt habe. In den zwei Jahren, die ich bisher dafür aufwandte, hat sich mein Gesundheitszustand nicht verschlechtert, wenn ich von kleinen, zeit- und stimmungsbedingten Schwankungen absehe. Jeder Mensch ist natürlich anders, und jede Krankheit hat ihren eigenen Verlauf. Auf eines aber möchte ich in diesem Zusammenhang nochmals ganz deutlich hinweisen: Bei der Erarbeitung dieses Buches hat es meinerseits nie die Absicht gegeben, in an Krebs erkrankten Menschen trügerische Hoffnungen zu wecken. Das erklärte Ziel ist vielmehr, den Kranken dazu aufzufordern, sich selbst, aber auch das eigene Schicksal anzunehmen und zu akzeptieren. Wenn du als Leser und, wie ich hoffe, als an meinem Programm Mitarbeitender die bisherigen Übungen konsequent durchgezogen hast, dann bin ich sicher, daß in dir zwischenzeitlich eine Veränderung zum Positiven vor sich gegangen ist. Es ist etwas mit dir geschehen, das du dir vielleicht nicht unbedingt erklären kannst. Du bist aber ganz bestimmt ruhiger und gelassener geworden, siehst dich und deine Krankheit in einem neuen Licht und weißt auch, daß es mit in deinen Händen liegt, ob und in welcher Form dir Hilfe zuteil wird. Vielleicht ist dir dabei noch etwas aufgefallen, daß du dich nämlich während dieser ganzen Zeit mit den Übungen, um so weniger dafür mit deiner Krankheit beschäftigt hast. Ist es so?

Ich möchte dir nachfolgend vorweg ein paar kleine Tests vorschlagen, die dir das Verständnis für den Einstieg in die Übungen dieses Kapitels erleichtern sollen.

Handtest 1:
Stehe auf oder sitze locker und entspannt auf einem Stuhl und schließe deine Augen. Breite deine beiden Arme nach den Seiten aus, die Handflächen vorwärts geöffnet. Dann führe die Hände zueinander nach vorn, bis sie sich exakt und deckungsgleich treffen. Bist du bettlägerig, dann führe die Hände nach oben zur Zimmerdecke. Wiederhole dieses Zusammenführen so lange, bis es auf Anhieb klappt.

Handtest 2:
Jetzt tu dasselbe, indem du die Hände hoch überm Kopf – mit ausgestreckten Armen – zusammenführst, und das immer so lange, bis sie sich exakt treffen.

Handtest 3:
Strecke deine Arme wieder zu den Seiten und führe sie dann durch Überkreuzen vor der Brust zu den entgegengesetzten Schultern, wo sie aufgelegt werden.

Fingertest 1:
Halte die Arme erneut zur Seite, schließe die Hände und versuche, mit den ausgestreckten Zeigefingern exakt die Mitte deiner Ohren zu treffen; natürlich mit geschlossenen Augen. Wiederhole den Test so lange, bis er auf Anhieb klappt. Nicht korrigieren, entweder du triffst, oder aber du tust es nicht.

Fingertest 2:
Bei diesem Test versuchst du, mit den ausgestreckten Fingern gleichzeitig deine geschlossenen Augenlider zu finden.

Fingertest 3:
Versuche nun, ebenfalls mit den Fingerspitzen deiner Zeigefinger die Brustwarzen exakt anzutippen.

Fingertest 4:
Diesmal ist nur der rechte Arm und der rechte Zeigefinger dran: Probiere mit ihm exakt deine Nasenspitze zu erreichen. Danach tue dasselbe mit dem linken Zeigefinger.

Fingertest 5:
Versuche nun, mit dem Zeigefinger der rechten Hand in deinen geöffneten Mund zu gelangen. Dann tu es auch mit dem linken Zeigefinger.

Fingertest 6:
Der letzte Test gilt deinem Bauchnabel, den du mal mit dem rechten, dann mit dem linken Zeigefinger auf Anhieb finden solltest.

Vielleicht wirst du mich nun nach dem Sinn oder Unsinn solcher »Spielereien« fragen. Ich möchte damit erreichen, daß du dich zum einen intensiv sowohl mit deinen Händen als auch mit den Fingern befaßt, dir zum anderen darüber klar wirst, wie unverzichtbar diese für dich sind. Dann geht es mir darum, daß du erkennst, ob und wie stark die Abweichungen und Unausgeglichenheiten, das Ungleichgewicht und die Disharmonien in dir sind, die dich immer wieder aus deiner Mitte abzudrängen versuchen. Das Wichtigste daran aber ist, zu erkennen, daß durch diese eigenen Körperkontakte Schwingungen in Gang kommen, die vorhandenen Energiestaus entgegenwirken, indem sie sie abbauen und auflösen. Blockaden in unserer Lebensenergie haben eine sehr niedrige Schwingungsfrequenz, weil sie häufig emotionsgeladen sind; sie gilt es zu stärken und wieder aufzubauen. Der Vorgang ist ähnlich dem, wenn in einer Rohrleitung durch Verkalkung oder sonstige Verschmutzung der Wasserfluß eingeschränkt oder durch eine totale Verstopfung gar verhindert wird. Wir lösen die vorhandenen Blockaden dadurch auf, daß wir das Rohr reinigen und Platz schaffen für den ungehinderten Durchfluß des Wassers, der Energie. Es gibt aber auch noch eine andere, nicht weniger bedeutende Störung in unseren Energieleitungen. Sie wird künstlich erzeugt durch unsere Stimmungen, durch Haß, Neid, Mißgunst, durch Enttäuschung und Resignation, durch Aufgabe oder Depression. Hier haben wir selbst die Hand mit im Spiel, am Hahn, den wir wider besseres Wissen ständig zu- oder wieder aufdrehen, ganz nach unserer augenblicklichen seelischen Verfassung.

Alle positiven Gefühle und Empfindungen wie Liebe, Begeisterung, Freude, Frohsinn, Lust und Lachen, Glück und Erfolg lassen uns höher schwingen, tragen uns nach oben; sie betonen die erfolgreichen Seiten unseres Lebens. Wir wissen auch, daß alles, was fließt, in Fluß und somit in Bewegung ist. Bewegung aber ist Leben, Stau ist Halt und Niedergang.

Ich glaube sicher, daß du verstanden hast, worauf es mir ankommt: Ich möchte dich aufgrund der gewonnenen Einsichten dazu animieren, ganz konsequent die Erneuerung deiner Gedanken- und Gefühlswelt voranzutreiben. Eine neue Sicht der Dinge führt dich generell zu einem neuen Verständnis, zu Veränderungen und Einstellungen, die dir vieles leichter und erträglicher machen werden.

Die erste Übung dieses Selbstheilungsprogramms, bei der wir die Heilkraft unserer Hände nutzen, beginnt mit der Reinigung, die wir wie folgt durchführen:

HM-Übung 33: Reinigung unserer Zentren

Lege dich entspannt nieder, schließe die Augen, ruhe einige Zeit aus, lasse dich los.

Öffne dein geistiges Zentrum, indem du beide Hände symbolisch auf die Stirn legst, dort kurze Zeit ruhen läßt und sie dann mit öffnender Gebärde neben den Körper legst.

Öffne dein seelisches Zentrum, indem du beide Hände symbolisch auf deine Brust legst, dort kurze Zeit ruhen läßt und sie dann mit öffnender Gebärde neben den Körper legst.

Öffne dein Körperzentrum, indem du beide Hände symbolisch

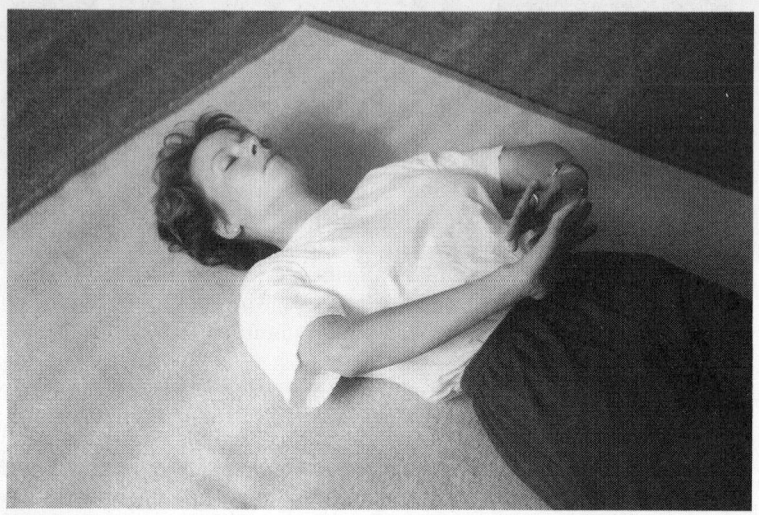

Abb. 11

auf deinen Leib legst, dort kurze Zeit ruhen läßt und sie dann mit öffnender Gebärde neben den Körper legst.

Jetzt bist du offen für die Reinigung, die du symbolisch vollziehst, indem du die Arme über deinen Kopf nach hinten bringst und dann mit geöffneten Händen, im Abstand von etwa fünf bis zehn Zentimetern, über Kopf, Brust, Leib und Beine, soweit es geht, nach unten führst (Abb.11). Stelle dir einfach vor, du würdest etwas von dir wegstreichen, was dich belastet. Wiederhole dieses sanfte, weiche »Wegschieben« bis zu zehnmal, und tue es immer mit der Ausatmung.
Du kannst die Wirkung verstärken, wenn du mit jedem Schub das Wort »frei« lang und gedehnt aussprichst.

Nach der Reinigungsübung, die du anfangs täglich bis zu dreimal durchführen solltest, schließe deine Körperzentren dadurch, daß du deine vor dem Leib gefalteten Hände, wie in Übung 10 beschrieben, dreimal ausgestreckt über den Leib, Brust und Kopf in den Nacken führst.

Ruhe kurze Zeit aus. Dann nimm deine Entspannungshaltung wieder zurück durch Anspannen und Loslassen, durch tieferes Atmen, durch Rekken und Strecken, durch lautes und herzhaftes Gähnen. Tu es nicht, wenn du die Reinigungsübung kurz vor dem abendlichen Einschlafen gemacht hast.

Es kann durchaus sein, daß du durch die Reinigung und Läuterung deiner Energiewege einige Reaktionen und Veränderungen an dir feststellen wirst. So kann sich das in wirren Träumen zeigen, in Stimmungswandlungen, in verstärkten Gefühlen, auch in der Ausscheidung von Giftstoffen durch vermehrten, übelriechenden Harnfluß. Nach wenigen Tagen ist das aber vorüber, und du fühlst dich wunderbar erleichtert, freier, sauberer. Es kann auch geschehen, daß du ganz spontan Änderungen in deinen Eßgewohnheiten oder in deinen Zeitzyklen vornimmst.

HM-Übung 34: Ganzkörper-Behandlung

Zur Fortbewegung unseres Autos benötigen wir einen Motor, der die verlangte Leistung allerdings nur dann bringt, wenn wir ihn mit genügend Kraftstoff versorgen. Dazu füllen wir Benzin in den Tank, aus dem sich der Motor die jeweils notwendige Menge mittels Pumpe heranschafft. Sind die zuführenden Leitungssysteme, die Aggregate, die Zündkerzen, Zylinder und der Kraftstoff sauber, entstehen in der Regel keine Probleme. Sie tauchen erst auf, wenn Verstopfungen, Ablagerungen, Verrußungen oder verunreinigtes Benzin einen Leistungsabfall des Motors verursachen, ihn ins Stottern geraten oder absterben lassen.

Vergleichen wir als Beispiel das physikalische Geschehen des Motors mit der Lebensenergie, die einen Menschen antreibt, aktiviert oder aber anhalten und resignieren läßt, dann können wir sehr leicht einen Bezug zu ihr herstellen. Wir brauchen für unsere Existenz außer Nahrung und Kleidung, für die wir selbst sorgen müssen, eine genügende Menge an kosmischer Energie, ohne die wir nicht lebensfähig wären. Sie ist die universale Lebenskraft, gebündelt in Schwingungen und Strahlen, zusammengesetzt aus den für uns wichtigen Elementen Licht, Luft, Sonne, Feuer, Wind und Wasser. Sie lebt in allem Lebendigen, nährt und erhält es, also brauchen wir sie – täglich, stündlich, pausenlos.

Ein Kind weiß davon nichts, und es macht sich deshalb auch keine Gedanken darüber, woher diese geheimnisvolle Kraft kommt, wie sie in uns gelangt. Willst du selbst spüren und erleben, wie es geschieht, dann gehe am frühen Morgen in den taufrischen Wald. Breite deine Arme weit aus, atme die ozonhaltige, noch feuchte Luft in deine Lungen und spüre die ersten Sonnenstrahlen wärmend auf deinem Kopf, der Brust oder dem Rücken, auf Armen und Händen, dem Leib. Du kannst auch an einem späten Sommerabend durch Wald und Flur wandern und dich vom lauen Wind streifen lassen, den Übergang von der Tageswärme zur Abendkühle, vom Hell des sinkenden Tages zum Dunkel der Nacht bewußt erleben. Auch ein Sonnenbad vermittelt dir das Gefühl des Auftankens, ebenso eine Wattwanderung im Regen, eine Skitour durch den verschneiten Winterwald.

Du öffnest dich zur Reinigung, entläßt alles aus dir, was verbraucht ist, und nimmst mit wachen Sinnen all das auf, was dich stärkt, dich erfrischt und aktiviert. Nur merke dir dabei, daß deine Energieleitungen dazu intakt und durchgängig sein müssen, frei von Sperren, die durch Gefühle von Haß, Neid, Böswilligkeit und Eifersucht entstanden sind. Frei auch von Blockaden, die Minderwertigkeitsgefühle, Ängste und Depressionen aufgerichtet haben. Löse diese Sperren durch Vergeben, Vergessen, durch Gefühle der Liebe und des Vertrauens, durch deinen Glauben an die Macht guter Gedanken, an Gott. Bist du dazu bereit, dann befreie dich von allem Unrat deiner Seele, entleere den Eimer deiner gekränkten Eitelkeit und schaffe Platz für die Erneuerung deiner geistigen, seelischen und körperlichen Kräfte, die das Fundament deines Wohlbefindens und deiner Gesundheit sind.

Wir versuchen nun eine erste Ganzkörperbehandlung, in der wir sowohl die Kraft der Vorstellung als auch die Heilkraft unserer Hände nutzen wollen. Voraus geht grundsätzlich die Reinigungsübung, wie ich sie im vorigen Kapitel beschrieben habe.

Du liegst also entspannt auf der Erde oder deinem Bett und reinigst symbolisch deine Körperzentren. Stelle dir vor, daß die universale Lebenskraft ihren Weg nun über dein geöffnetes Geistzentrum Kopf und deine Schultern nimmt und ohne dein Zutun und Wollen in deine Arme und Hände fließt. Dabei haben deine Gefäße und Meridiane ausschließlich die Funktionen von Leitungssystemen. Deine Aufgabe besteht also lediglich darin, den freien, ungehinderten Durchfluß der Kräfte zuzulassen durch eine meditativ gelöste, entspannte und problembereinigte positive Geisteshaltung, wie ich sie weiter oben beschrieben habe.

Lies vor Übungsbeginn diesen ersten Abschnitt, dann schließe deine Augen. Hebe die Arme hoch und lege die offenen Hände über das Ende der Schädelbasis im Nacken, ohne Druck auszuüben. Lasse sie dort zwei bis drei Minuten ruhen *(Abb.12)* und stelle dir vor, wie sich in diesem Bereich letzte Schlackenreste und Verkrustungen völlig auflösen und der nachströmenden Energie Platz machen.

Jetzt lege beide Hände von den Seiten her so über die Schädeldecke, daß die Handballen die Schläfen bedecken. Löse auf und bestrahle deinen Kopf. Tu das ebenfalls zwei bis drei Minuten lang.

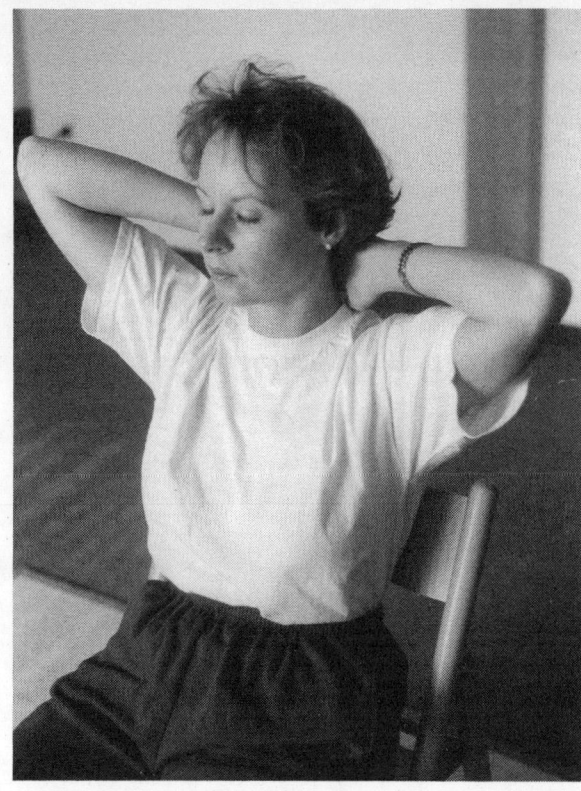

Abb. 12

Nun lege die Hände, ebenfalls einige Minuten lang, über dein Gesicht, über Kiefer, Wangen, Augen und Stirn.

Dann überkreuze die Arme und lege die Hände auf den Hals, die Schilddrüse.

Nächster Behandlungsplatz ist die Brustbeinmitte, dann beide Brüste. Danach sind die Lungen an der Reihe, das Herz, der Magen, die Bauchspeicheldrüse im linken Oberbauch, die Leber im rechten, die Eierstöcke zu beiden Seiten, die Blase, die Leisten, die weibliche Scham oder das männliche Glied, die Hoden. Wenn du gelenkig genug bist, stelle die Beine auf und bestrahle auch deine Knie. Tu dasselbe mit den Fußgelenken und den Fußsohlen, falls du sie erreichst. Die Selbstbehandlung des Rückens ist problematischer; sie läßt sich besser durch einen Partner durchführen.

Zum Abschluß falte deine Hände im Schoß und führe sie im ausgestreckten Bogen über den Körper dreimal nach hinten in den Nacken. Du schließt damit wieder deine Körperzentren.

Nimm dir viel Zeit dafür; du brauchst dazu wenigstens eine volle Stunde, weniger wäre nutzlos. Atme während dieser Eigenbehandlung völlig ruhig, gelöst und entspannt, lasse dich atmen. Mache diese Heilübung an wenigstens drei Tagen hintereinander, pausiere danach einen Tag und beginne dann wieder von vorne. Du brauchst dir wegen Nebenwirkungen keine Gedanken zu machen, weil Selbstbehandlungen in dieser Form absolut unschädlich sind. Im Gegenteil. Sie nützen dir, weil sie dich aufbauen und stärken.
Wie fühlst du dich?

HM-Übung 35: Punktuelle Behandlung

Mit der gezielten Behandlung von Störzonen in deinem Körper solltest du erst dann beginnen, wenn du mit der Ganzkörper-Behandlung wenigstens eine Woche lang entsprechende Erfahrungen gesammelt hast. Zur Erinnerung: Beginne die Vollbehandlung mit der Öffnung und Reinigung deiner Körperzentren, wie in Übung 33 beschrieben. Danach versorge deinen ganzen Körper mit universaler Lebensenergie, wie die 34. Übung das erklärt. Tu es an drei aufeinanderfolgenden Tagen, möglichst zur selben Zeit, je eine volle Stunde lang. Am vierten Tag legst du eine Pause ein, um am fünften Tag wieder von vorn zu beginnen. Der folgende Erfahrungsbericht soll lediglich als Vorschlag verstanden werden, wie und in welcher Form der Kranke seine Behandlung in Angriff nehmen könnte.

Ich selbst behandle meinen Lungentumor – nach Öffnung und Reinigung – durch das gleichzeitige Auflegen beider Hände auf die rechte Brustseite. Hier bleibe ich wenigstens fünf Minuten. Dann drehe ich mich zur Seite und lege die linke Hand vorne auf die Brust, die rechte – umgekehrt – auf den Rücken. Das geht nach einiger Übung sowohl im Liegen als auch im Sitzen. Zur Nivellierung der Energiedichte behandle ich anschließend meine linke Lungenseite in der gleichen Weise. Bettlägerige, in der Beweglichkeit eingeschränkte Kranke haben es wesentlich leichter, wenn sie von einem Partner oder Freund behandelt werden. Mehr darüber kannst du in der darauffolgenden Übung 36 nachlesen.

Bei der Selbstbehandlung ist mir aufgefallen, daß ich zu Beginn über Tage hinweg immer wieder ein starkes Ziehen durch die ganze rechte Brustseite verspürte. Gleichzeitig verdunkelten sich Urin und Stuhl so sehr, daß über die Nützlichkeit meines Tuns bei mir Zweifel aufkamen und ich mir über eventuelle Nach- oder Nebenwirkungen ernsthaft Gedanken machte. Nachdem beides sich aber schon nach ganz kurzer Zeit wieder normalisierte, konnte ich annehmen, daß mein Körper auf diese Weise reagierte, um sich von Schadstoffen und Schlacken zu befreien. Über ganz ähnliche Erfahrungen wurde mir auch von anderer Seite berichtet.

Nachdem ich über zwei volle Jahre hinweg sowohl mit der Ganzkörper- als auch mit der punktuellen Behandlung ausgesprochen gute Ergebnisse erzielte, kann ich mir die Anwendbarkeit dieses Verfahrens nicht nur bei Lungentumoren, sondern auch bei allen weiteren Krebs-Erkrankungen vorstellen. Mehr noch, ich bin auch von seiner Wirksamkeit fest überzeugt. Bist du brustamputiert oder hast du andere Operationen hinter dir, dann bestrahle regelmäßig deine Narbenfelder.

Nicht wir selbst heilen die Krankheit, die uns befallen hat, sondern die jedem menschlichen Körper innewohnenden Heilkräfte sind es, die, lassen wir sie durch entsprechendes Verhalten gewähren, den Prozeß der Heilung völlig autonom in Gang setzen.

Über eines bin ich mir natürlich im klaren: Es wird genug Fachleute auf dem Gebiet der Onkologie geben, die die Nase rümpfen und meine Ausführungen als undiskutabel ablehnen werden. Damit läßt es sich leben. Sicher ist, daß die Behandlung des eigenen Körpers in der von mir beschriebenen Form weder körperlichen noch seelischen Schaden anrichtet. Du brauchst letzten Endes auch nicht zu glauben und nicht zu tun, was ich dir aufgrund selbstgemachter Erfahrungen hier nachzuvollziehen vorgeschlagen habe; aber du darfst es wenigstens versuchen. Ich lege auch nochmals eindeutig Wert auf die Feststellung, daß die Behandlung einer so schweren Krankheit, wie Krebs es nun einmal ist, in erster Linie in die Hand des Arztes gehört, daß aber noch genügend Platz bleiben muß für die eigenverantwortliche Mitarbeit des Patienten. Letztendlich geht es um ihn, um seinen Körper, um sein Leben.

HM-Übung 36: Partnerbehandlung

Der Energiehaushalt des Menschen ist deshalb permanenten Schwankungen unterworfen, weil die ihn täglich tangierenden Lebenssituationen, je nach Art und Intensität, mehr oder weniger Lebenskraft verbrauchen. Im Normalfall sorgt die Natur zwar für das Nachladen unserer Lebensbatterie, bei gesundheitlichen Störungen häufen sich aber die Fälle, in denen sich unser Organismus nur noch unzureichend oder aber gar nicht mehr erholt. Das beginnt damit, daß wir schneller ermüden, abgespannt, bedrückt und lustlos sind, nachdenklich und ängstlich werden. Vielleicht leiden wir plötzlich verstärkt unter Kopf-, Magen-, Leib- oder Rückenschmerzen, bemerken Haarausfall, oder unsere Sehkraft läßt spürbar nach. Kapitulieren wir, ziehen wir uns zurück oder werden depressiv, dann sind charakteristische Anzeichen einer bedenklichen Zustandsveränderung vorhanden, die wir nicht einfach ignorieren dürfen.

Die beschriebenen Symptome sind also die Folge einer Überlastung unseres Kräftehaushalts, eines Mehrverbrauchs an Energie, die wir aus eigenen Reserven nicht mehr decken können. Um einen totalen Zusammenbruch unserer Systeme zu vermeiden, sind wir darum ganz dringend auf die Zuführung entsprechender Energiemengen von außerhalb angewiesen. Es gibt in unserem Umfeld eine ganze Reihe vergleichbarer Beispiele: den Wasserhaushalt im Körper, die Mangelernährung, die physische Erschöpfung, die entladene Autobatterie, die Gütereinfuhr u.v.a. Auch dort wird das Mehr an verbrauchter, aus eigener Kraft nicht ersetzbarer Energie durch Zufuhr, Zukauf oder Import ausgeglichen.

Lebensenergie umgibt uns überall, weil alles, was lebt, Energie ist. Darum haben wir auch die Möglichkeit, uns ihrer in jeder Form zu bedienen. Wir erreichen sie immer dort, wo wir uns ihr öffnen: Bei der körperlichen oder seelischen Begegnung mit unserem Partner, einem Freund, bei all denen, die gleichfalls offen sind, im Briefverkehr mit geliebten Menschen, bei Spaziergängen in Wald und Flur, auf Wanderungen, bei einem Sonnenbad, in der Stille der Nacht, an einem taufrischen Morgen, im Gebet zu Gott. Wir laden uns besonders rasch auf, wenn wir in körperlichen Kontakt mit anderen Menschen treten. Es genügt schon, wenn zwei, die sich zugetan sind, sich bei beiden Händen fassen. Sie spüren unmittelbar, was Energieaustausch ist und wie er wirkt. Auch eine innige Umarmung baut uns auf, stärkt uns gegenseitig und schenkt uns Gefühle von Glück und Wohlbefinden.

Wir können uns bei der Behandlung unserer Krankheiten mit zusätzlicher Energie versorgen, wenn wir sie direkt aus dem Universum in unseren Körper aufnehmen. Wie das geschieht, habe ich in den vorigen Übungen beschrieben. Die Partnerbehandlung kann darüber hinaus ganz außergewöhnliche Ergebnisse bringen, weil sie Kräfte in Gang setzt, die nicht mit eigenen Schwächen belastet sind. Darum sollten wir jede sich bietende Gelegenheit dazu benutzen, uns gegenseitig mit Lebensenergie zu behandeln. Das gilt nicht nur für den kranken, sondern ebensogut für den gesunden Menschen.

Das Interessante und Außergewöhnliche daran ist, daß nicht nur der Behandelte, sondern auch der Behandler gleichermaßen und zu gleicher Zeit mit der kosmischen Energie aufgeladen werden. Der Behandelnde verfährt dann richtig, wenn er bei seinem Tun vermeidet, das eigene Reservoir anzuzapfen. Darum soll er sich zuvor gleichfalls öffnen und reinigen, damit die Ströme der All-Energie ungehindert durch ihn hindurchfließen können. Er verbraucht dabei also nicht die eigene Kraft, sondern hat eher die Funktion einer Leitungsröhre oder eines Kanals.

Es gibt übrigens eine jahrtausendealte Heilmethode, die Ende des 19. Jahrhunderts in Japan wiederentdeckt wurde: Reiki (sprich Reekii). Reiki bezeichnet die direkte Anschließung an die universelle, die kosmische Lebenskraft. Diese natürliche Heilmethode wirkt ganzheitlich auf allen Ebenen, körperlich, geistig und seelisch. 1984 kam Reiki auch in die BRD. Ich hörte davon zum ersten Mal im Frühjahr '90 durch eine gute Freundin, die Reiki-Meisterin und -lehrerin Dagmar Schneider-Damm. Sie machte mich mit Reiki nicht nur bekannt, sondern behandelte mich auch mit gutem Erfolg. Reiki kann für sich allein oder in Verbindung mit anderen Heilmethoden angewandt werden und unterstützt die Harmonisierung des gesamten Organismus. Die Kontaktierung zwischen den Menschen dabei ähnelt den von mir seit 1976 in Gruppen und Kursen praktizierten AGT-Übungen. Wer sich für Reiki zusätzlich interessiert, der findet im Literaturverzeichnis am Ende dieses Buches zwei für den Einstieg geeignete Bücher sowie eine Kontaktadresse aufgeführt.

Und nun zur Praxis der Partnerbehandlung, deren Effektivität vor allem darin liegt, daß sie den gesamten Körper erfaßt, wodurch eine generalisierende Wirkung erzielt wird. Wenn es angezeigt ist, werden kranke Zonen darüber hinaus verstärkt behandelt.

Die passive Person legt sich bequem auf den Rücken, wobei eine Massageliege vorteilhaft wäre. Die behandelnde Person sollte nach Möglichkeit aufrecht stehen können. Ist der zu Behandelnde bettlägerig, müßte der Behandler gegebenenfalls neben dem Bett niederknien. Unter Umständen könnte auch ein langer, entsprechend abgepolsterter Tisch gute Dienste leisten.

Die behandelnde Person öffnet vor Behandlungsbeginn die eigenen Körperzentren – das geht auch im Stehen – und reinigt sich symbolhaft durch Wegstreichen verbrauchter Energie mit den Händen, angefangen über dem Kopf, über Brust und Leib bis zu den Füßen. Die passive Person sollte sich gleichzeitig öffnen und reinigen, wie zuvor schon geübt. Ist sie dazu nicht in der Lage, dann kann es der Behandelnde für sie tun.

Ist Stille eingekehrt, stellt oder setzt sich der Behandler ans Kopfende. Beide schließen die Augen. Die behandelnde Person legt die Hände flächendeckend, aber ohne Druck, über Haupt und Stirn des Partners. Dort verharrt sie einige Minuten lang (auf Störzonen etwas länger), gleitet dann mit den Händen zu den Seiten des Kopfs und bedeckt links und rechts der Nase das Gesicht (Augen, Ohren, Schläfen, Mund und Kiefer).

Danach geht es weiter, ebenfalls nach einer Bestrahlungszeit von einigen Minuten, zum Hals, dann zu den Schultern. Der Behandler stellt sich sodann – ohne Kontaktverlust – seitlich auf und behandelt die Arm- und Handgelenke, die Brust, Lungen, Brustkorbseiten, Herz, Magen, Bauchspeicheldrüse, Leber-Galle und Unterleib in der genannten Reihenfolge. Abschluß des ersten Behandlungsteils bilden die Knie, die Fesseln und die Füße.

Es wird eine kurze Pause eingelegt, während der sich die passive Person auf den Bauch legt. Dann beginnt der zweite Teil der Behandlung.

Wir beginnen beim Hinterkopf, verbleiben dort mit unseren Händen für einige Minuten, gehen weiter über den Nacken, die Schulterblätter, die Wirbelsäule (in zwei bis drei Etappen), die Lenden, das Gesäß, die Kniekehlen, die Fesseln und die Fußsohlen. Für beide Körperseiten verwenden wir etwa gleich viel Zeit, insgesamt ungefähr eine volle Stunde.

Wir lassen danach die Behandlung mit einer Ruhepause für beide Beteiligte sanft ausklingen. Dann schließen sie ihre Körperzentren und stärken den Thymus.

Die Frage, ob eine beruhigende Hintergrundmusik die Partnerbehandlung günstig beeinflussen kann, ist dann zu bejahen, wenn die passive Person sie wünscht. Erzeugt die Musik aber innere Unruhe, sollte sie umgehend abgeschaltet werden.

16 DER EINSATZ POSITIVER FORMELN

Es gibt zur Bewältigung der Probleme und Schwierigkeiten unseres Daseins zwei ausgesprochen nützliche Hilfen, die unser Befinden sehr wesentlich und günstig beeinflussen können, sofern wir sie richtig einsetzen. Gemeint sind damit die Anwendung positiver Formeln einerseits und der Gebrauch bildhafter Vorstellungen andererseits. Die positiven Formeln führen zum Erfolg, wenn wir sie sowohl in unsere Entspannungsübungen einbauen, als auch in der Praxis des Alltag verwenden. Zu diesem Zweck entwickeln wir einen auf unser Problem zugeschnittenen positiven Kurztext und programmieren ihn ganz gezielt in unser Unbewußtes ein. Durch die fortwährende Wiederholung der Formeln findet im Unterbewußtsein der Austausch von Informationen statt, die unser Denken, Fühlen und Handeln umpolen und neu prägen. Der zusätzliche Gebrauch bildhafter Vorstellungen verstärkt die Wirkung erheblich und führt um so schneller zum Ziel.

Ein einfaches Beispiel aus dem Alltag mag dies veranschaulichen: Wenn ich unter Übergewicht leide, dann kann ich eine Gewichtsabnahme bewirken durch den Einsatz der Formel »Ich nehme jede Woche zwei Pfund ab«, die ich mir in jeder freien Minute des Tages x-mal vorsage und buchstäblich einhämmere. Was geschieht? Mein Unterbewußtsein registriert den Auftrag des Bewußten, das die Ausführung desselben anordnet. Was wird bewirkt? Ich werde aufgrund der neuen Information ab sofort weniger essen, weil mir unbewußt suggeriert wird, daß ich mich satt fühle, sobald ich auch nur eine kleine Nahrungsmenge zu mir genommen habe. Kommt zur Suggestionsformel des Abnehmens noch die bildhafte Vorstellung hinzu, wie schön, adrett, sportlich und gesund ich aussehen werde, sobald ich wieder schlanker bin, dann verdichten sich Anweisung und Wunschvorstellung zu einer Realität, sie sich fast automatisch einstellen wird.

Die bildhafte Vorstellung läßt sich steigern und wird zur Wirklichkeit, wenn ich mir als Frau ein bildhübsches, sündhaft teueres Kleid in der Größe meiner Mädchenjahre kaufe, an den Kleiderschrank hänge und es stündlich und täglich vor Augen habe. Als Mann könnte ich mir einen schönen und teuren Anzug erstehen oder anfertigen lassen in der Größe, die meiner Idealvorstellung entsprechen würde. Logischerweise werde ich das traumhafte Stück mit schmachtendem Blick und der Reizzeile »Ich nehme jede Woche zwei Pfund ab« so lange fixieren, bis mein Wunsch Realität wird. In diesem Fall wirkt psychologisch gesehen mit, daß das Traumkleid oder der Superanzug schließlich nicht nur zum Anschauen gekauft worden sind, da sie auch teuer gewesen sind.

Geht es mir heute gesundheitlich nicht gut, dann weiß ich aus Erfahrung, daß sich das bis morgen wieder ändern kann. Und weil ich das weiß und auch bestimmt daran glaube, daß das so eintrifft, darum wird es auch so geschehen. Ich verlasse mich also auf eine gewohnheitsmäßige Erfahrung, die in den meisten der Fälle immer eingetroffen ist. Anders sieht es aus, wenn ich wirklich erkrankt und auf der Suche nach Hilfe bin. Hier kann ich am Beispiel der Gewichtsabnahme lernen, daß die konzentrative Anwendung von positiven Formeln sehr wohl auch auf meine Gesundheitsprobleme übertragbar sind. Der starke Wunsch nach Wiedergenesung findet durch den Einsatz der richtigen Affirmation und durch die Kraft meiner Vorstellung den Weg in die Schaltzentrale meines Unterbewußtseins und wurzelt dort. Verdichten sich die pausenlosen, stets gleichbleibenden Informationen der geistigen und bildlichen Vorstellung zu einer neuen Einheit, dann findet alsbald die Umschaltung statt. Ich erlebe meist in kleinen Schritten eine spürbare Besserung meines Gesundheitszustands, atme auf, atme durch und darf wieder hoffen. Mein Denken und Trachten ist verstärkt auf das neue Selbstbild gerichtet, das in meiner Vorstellung die völlige Wiederherstellung zum Ziel hat.

Ich möchte die nachfolgenden elf Übungen allesamt unter die Lebensformel von Emile Coué, dem französischen Weisen im Apothekerkittel, stellen, der sie kreierte, als er sagte: »Es geht mir von Tag zu Tag in jeder Hinsicht immer besser und besser!« Wer daran glauben kann, der wird erleben, daß geschieht, woran er glaubt.

HM-Übung 37: Ich habe Krebs, na und?

Sagst du einem Nichteingeweihten, daß du an Krebs erkrankt bist, dann kannst du sein Erschrecken an den plötzlich erweiterten Augen und am Anhalten der Luft deutlich ablesen. Hat er sich vom ersten Schock erholt, dann erwachen in ihm entweder Mitleid, was mitleiden bedeutet, oder aber aufdringliche Neugier; sie ist die Begierde, Neuigkeiten oder die Angelegenheiten anderer zu erfahren. Leidest du dagegen an einer »anständigen« Krankheit wie Herz-Kreislaufbeschwerden, Migräne, Grippe, Magengeschwüren, Hexenschuß, Rheuma oder Allergien, so scheint das ganz normal und in Ordnung zu sein.

Warum haben Krebs, Unterleibskrankheiten, Prostataleiden, MS und Aids einen derart negativen, wenn nicht zu sagen anrüchigen Beigeschmack, daß sich Gesunde fast ekeln und nur allzugern zurückziehen? Ganz einfach: Wir verdrängen aus unserem Tagesbewußtsein all das, was in irgendeiner Weise mit schwerer Krankheit, mit Siechtum und Tod zusammenhängt. Es macht uns angst, läßt uns erschauern, weil wir es nicht gelernt haben, uns mit den wichtigsten Fragen des Daseins, mit dem Leben, vor allem aber dem Leiden und Sterben intensiv zu befassen. Wir erleben das Sterben von Angehörigen meist als vollendete Tatsache, weil die Sterbenden zu diesem Zweck im Normalfall den Kliniken übergeben und hinterher zum Friedhof gebracht werden. Würden wir sie, außer bei Unfällen, auf ihrem letzten Weg bis zur äußersten Pforte begleiten und nicht hinter eine verschlossene Tür abliefern, könnten wir mit diesem Naturvorgang nicht nur besser umgehen, sondern ihm sogar etwas Feierliches, etwas Tröstliches, vor allem etwas Menschliches abgewinnen.

Ich habe es mir seit vielen Jahren schon zur Angewohnheit gemacht, das Thema von Leiden und Sterben in meinen Kursen zu behandeln, weil ich weiß, daß mit diesem Wissen leben kann, wer sich kundig macht. Gar mancher meiner Freunde hat mir inzwischen zu verstehen gegeben, daß er sich seit diesen Gesprächen sicherer, gefestigter und angstfreier fühlt. Nicht anders sollten wir uns verhalten, wenn von Krebs oder Aids die Rede ist. Nur wer den Vorgang einer schweren Krankheit, deren Ablauf, oder ihren Sinn erfaßt, der kann, ob Patient oder Gesunder, vorurteilsfrei mit ihr umgehen. Mit der Erkenntnis, daß letztlich alle Krankheit ein Zustand des Nichtgesundseins, ein Mangel an Gesundheit ist, die es wiederzuerlangen gilt, lassen sich aussichtsreiche Aktivitäten entwickeln, um dieses Ziel zu erreichen. Bist du an Krebs erkrankt, dann möchte ich dir die folgende Übung vorschlagen, die mir selbst sehr geholfen hat.

Mache es dir bequem, lege dich ruhig und gelöst nieder, öffne deine Körperzentren und entspanne dich autogen mit der Ruheformel:

ICH BIN JETZT GANZ RUHIG,
VÖLLIG RUHIG UND ENTSPANNT,
RUHIG, ENTSPANNT.
ICH LASSE LOS,
ICH LASSE MICH EINFACH FALLEN
UND TREIBE DAHIN,
WIE EIN BLÜTENBLATT
AUF EINEM STILLEN WEIHER.

Kurze Pause

ICH BIN AN KREBS ERKRANKT, WEIL ICH MEINEM KÖRPER MEHR ABVERLANGTE, ALS ER ZU LEISTEN IMSTANDE WAR, VIELLEICHT AUCH, WEIL ICH MEIN SEELISCHES GLEICHGEWICHT VERLOREN HATTE, ODER EINFACH DESHALB, WEIL ICH GESCHWÄCHT WAR UND WEIL MEIN

ABWEHRSYSTEM DER VERMEHRTEN KREBSZEL-
LEN NICHT MEHR HERR WURDE.

DARUM LERNE ICH JETZT, DEN SINN MEINER
KRANKHEIT ZU BEGREIFEN, IHRE FUNKTION ZU
VERSTEHEN. ICH MACHE MIR AUCH GEDANKEN
ÜBER DAS ZUSAMMENWIRKEN VON SEELISCHEM
UND KÖRPERLICHEM WOHLBEFINDEN, WEIL ICH
INZWISCHEN WEISS, DASS DAS EINE OHNE DAS
ANDERE NICHT SEIN KANN.

Wiederholungstext:

ICH ÖFFNE GANZ WEIT MEINE ZENTREN KOPF,
HERZ UND LEIB, ATME TIEF UND FREI UND
NEHME IN MIR AUF DIE KOSMISCHEN KRÄFTE
DES UNIVERSUMS, DIE STÄRKER SIND ALS ALLE
KRANKHEIT. AUCH STELLE ICH MIR VOR, WIE
MEINE ABWEHRZELLEN DEN KAMPF GEGEN DIE
KRANKEN ZELLEN AUFNEHMEN UND MEHR UND
MEHR GEWINNEN. ICH WERDE WIEDER HEIL
UND GESUND WERDEN, AUS EIGENER KRAFT,
MIT MEINER ÄRZTE UND MIT GOTTES HILFE. ICH
GLAUBE AN DIE MIR INNEWOHNENDEN HEIL-
KRÄFTE UND IHRE MACHT, ALLES ZUM BESSE-
REN WENDEN ZU KÖNNEN.

Lies dir den Wiederholungstext sooft als möglich vor, so lange, bis du ihn
in den wichtigsten Zeilen auswendig kannst. Ruhe danach aus, schließe
die Körperzentren und stärke deinen Thymus durch Beklopfen.

Bist du berufstätig oder viel unterwegs, dann hämmere dir die nachfolgende Kurzformel ein; sprich und wiederhole sie, sooft du Zeit dazu
findest.

Kurzformel:

ICH BIN VOLLER KRAFT UND ENERGIE, VOLLER
FREUDE UND GLÜCK AM DASEIN, WEIL ICH BE-
WUSST ATME UND LEBE, WEIL FRIEDE UND HAR-
MONIE IN MIR WOHNEN; SIE MACHEN MICH WIE-
DER GESUND.

HM-Übung 38: Ich sehe meine Krankheit

Körperliche Krankheit ist im Leben des Menschen die gestörte Gesundheit von Geist, Gemüt, Herz oder Leib, die ihn von Zeit zu Zeit heimsucht. Sie muß auch nicht immer etwas Lästiges, sondern könnte der unbewußte Versuch des Erkrankten sein, einen schlummernden Konflikt aufzulösen oder eine seelische Verletzung auszugleichen. So lösen sich Krankheit und Gesundheit in ständigem Wechsel ab, völlig gleichgültig, ob wir uns das eine oder andere bewußt machen. Der Übergang ist fließend, weil wir uns nahezu übergangslos mal im einen oder anderen befinden. Wir erwarten von unserem Organismus ohne Unterlaß Wohlbefinden und Höchstleistungen und sind schockiert, wenn er uns durch Schmerzsignale klarmachen möchte, daß wir seine Möglichkeiten überzogen haben. Durch unser Fehlverhalten haben wir ihn total überlastet und damit auf vielerlei Art seine Selbstheilungsaufgaben empfindlich gestört und blockiert. So bedeutet Krankheit generell eine Abweichung vom normalen Zustand, ganz gleich, welcher Art ihre Symptome sind. Häufig ist nicht nur der Leib, sondern sind auch unser Gemüt, unser Denken und Fühlen in Mitleidenschaft gezogen. Wir fühlen uns besonders schlecht nach Demütigungen, nach Gefühlsverletzungen und erfahren hier außergewöhnlich bitter, daß krank macht, was kränkt.

Besondere Bedeutung kommt bei einer Erkrankung unserem Denken zu, vor allem der richtigen Einordnung dieses Zustands in unserem Leben. Wir wissen inzwischen aus Erfahrung, daß sowohl positive als auch negative Gedanken und Vorstellungen die Gewohnheit an sich haben, über kurz oder lang in Erfüllung zu gehen. Darum ist es von Vorteil, wenn wir uns nicht zurückziehen und resignieren, sondern in Ruhe unsere Situation überdenken, sie analysieren, um zu entsprechenden Einsichten zu gelangen. Sehen wir unsere Krankheit ganz objektiv und begreifen wir, was hier in uns abläuft, dann sind wir schon ein gutes Stück unterwegs in Richtung Heilung.

Deuten wir die Zeichen richtig und stellen die Mißstände in unserem Tun und Lassen ab, dann wird sich unsere Lebensbalance schon bald wieder auf normale Werte einpendeln. Gelingt es uns darüber hinaus, Krankheit als etwas Natürliches, Notwendiges und Gottgewolltes zu verstehen, dann kann uns diese Einsicht zum Wegweiser für ein gesünderes und somit auch erfüllteres Leben werden.

Gehe zur folgenden Meditation in Ruhe, öffne deine Körperzentren und entspanne dich autogen. Dann lies dir den folgenden Text über längere Zeit hinweg immer wieder vor:

ICH SEHE MEINE KRANKHEIT UND AUCH DEREN AUSWIRKUNGEN, DIE ICH RECHT SCHMERZLICH

AM EIGENEN LEIB ERFAHRE. DARUM LERNE ICH, SIE ALS ETWAS ZU BEGREIFEN, DAS DEN UNSCHÄTZBAREN WERT GUTER GESUNDHEIT ERST VERSTÄNDLICH MACHT. JEGLICHER SCHMERZ VERSUCHT MIR ANZUDEUTEN, DASS ICH MICH IM AUSNAHMEZUSTAND BEFINDE. ES IST DESHALB WICHTIG, DASS MIR SEINE SPRA-CHE GELÄUFIG IST, DAMIT ICH AUCH VERSTE-HEN KANN, WAS ER MIR SAGEN WILL.

DIE ALARMGLOCKE SCHMERZ ZWINGT MICH ZUM ANHALTEN, ZUM INNEHALTEN, ZUM ÜBER-DENKEN UND ZU ENTSPRECHENDEN KORREKTU-REN. ICH BETRACHTE DARUM JEDE DENKPAUSE ALS NÜTZLICHE HALTESTATION AUF MEINEM LEBENSWEG. ICH AKZEPTIERE MEINEN MOMEN-TANEN KRANKHEITSZUSTAND, WEIL ER MICH WIEDER ZURÜCKFÜHRT ZU GESUNDHEIT UND WOHLERGEHEN.

Schließe die Meditation wie bisher ab. Als Übung für unterwegs mag die folgende Kurzformel genügen:

ICH SEHE MEINE KRANKHEIT UND WEISS, DASS SIE MIR, WENN ICH IHRE ZEICHEN RICHTIG DEUTE, DEN WEG ZU GUTER GESUNDHEIT WEIST. ICH GEHE DIESEN WEG, UND ICH ERREI-CHE AUCH MEIN ZIEL.

ICH SCHAFFE ES, ICH SCHAFFE ES GANZ BE-STIMMT.

HM-Übung 39: Ich forsche nach ihrer Ursache

Es genügt nicht zu wissen, daß ich krank bin. Es ist auch nicht gerade nützlich, die Wiederherstellung meiner Gesundheit anderen zu überlas-sen, den Ärzten, Heilpraktikern und Apothekern nach der Devise »nun macht mal«. Das wäre wirklich zu bequem. Sie üben schließlich ihren Beruf genauso aus wie jeder andere Mensch auch, mal mit etwas mehr oder weniger Berufung ausgestattet. Vielleicht liegt das auch daran, weil wir uns an die fast unbegrenzte Machbarkeit vieler Dinge gewöhnt haben. Immerhin überwinden wir riesige Entfernungen per Auto oder Jet, be-zwingen die höchsten Berggipfel mit Seilbahn oder Lift und können uns leisten, was das Herz begehrt. Für alles gibt es einen Fahrschein, eine Versicherungspolice, eine zuständige Institution oder Behörde, eine Schule, eine Werkstatt, generell eine Möglichkeit, uns selbst zu verwöhnen, vorausgesetzt, wir haben das nötige Geld dazu.

Sogar für den Fall unserer Erkrankung ist bestens gesorgt; wir beanspruchen aufgrund unserer Wohlstandsmentalität jegliche Hilfe, vielfach auf Kosten der anderen. Häufig genügt ein Stück Papier, ein Krankenschein, um alle Möglichkeiten unseres Gesundheitswesens auszuschöpfen und in Anspruch zu nehmen. Die Verantwortung für unsere Gesundheit wird demnach nicht selbst übernommen, sondern an Ärzte und Institutionen delegiert, Hauptsache, es wird schnell und wirkungsvoll geholfen. Über die Ursache unserer Krankheit denken wir leider kaum nach; dabei kommt dieser Nachforschung die weitaus größte Bedeutung zu. Wir selbst können zur Wiedergesundung am meisten beitragen, wenn wir die Gründe der Krankheitsverursachung kennen.

Mit der nun folgenden Übung wollen wir versuchen, eben darüber Klarheit zu bekommen. Dazu machen wir es uns bequem, ruhen ganz locker und gelöst, öffnen unsere Körperzentren und entspannen uns autogen.

Meditationstext:

ICH SEHE DAS BILD MEINER KRANKHEIT GANZ KLAR UND DEUTLICH VOR MEINEM GEISTIGEN AUGE: DIE KÖRPERLICHE ERSCHÖPFUNG, DEN SEELISCHEN TIEFSTAND, MEINE NIEDERGE-SCHLAGENHEIT, RESIGNATION ODER DEPRES-SION.

DARUM SUCHE ICH DIE URSACHEN DIESES ZUSTANDS ZU ERGRÜNDEN UND MIR KLAR DARÜBER ZU WERDEN, DASS IHM GEWICHTIGE GESCHEHNISSE ZUGRUNDE LIEGEN MÜSSEN, VORGÄNGE, DIE MICH ZUTIEFST VERLETZT, GE-KRÄNKT ODER ERSCHÜTTERT HABEN. VIEL-LEICHT HABE ICH IHNEN NICHT GENÜGEND BEACHTUNG GESCHENKT, SIE ÜBERSEHEN ODER AUCH LÄNGST VERGESSEN.

Wiederholungstext:

ICH WERDE JETZT GANZ RUHIG UND GELASSEN MIT MEINEN GEDANKEN IN DER ZEIT, MEINER JÜNGSTEN VERGANGENHEIT ZURÜCKGEHEN, MICH AN EREIGNISSE ZU ERINNERN VERSU-CHEN, DIE MICH DAMALS SEHR BERÜHRT ODER

BESCHÄFTIGT HABEN. VIELLEICHT STOSSE ICH IM LETZTEN, VORLETZTEN ODER DEM MONAT DAVOR AUF IRGEND ETWAS, DAS FÜR MICH BESONDERE BEDEUTUNG HATTE. FINDE ICH NICHTS, GEHE ICH NOCH WEITER ZURÜCK, MONAT UM MONAT, BIS ZU WENIGSTENS ZWEI JAHREN.

ICH WERDE NACH DIESER ÜBUNG JEDE KLEINIG-KEIT, DIE MIR FRAGWÜRDIG ERSCHEINT, SCHRIFTLICH FESTHALTEN UND EINER PERSÖN-LICHEN ANALYSE UNTERZIEHEN. SOLLTE MIR DIE TÜR DER ERKENNTNIS HEUTE VERSCHLOS-SEN BLEIBEN, DANN WIEDERHOLE ICH DIESE ÜBUNG MORGEN UND DIE NÄCHSTEN TAGE SO LANGE, BIS ICH FÜNDIG WERDE.

Sprich den Wiederholungstext bis zu zehnmal halblaut und eindringlich vor dich hin. Danach gehe in Ruhe, lasse ihn auf dich wirken. Strenge dein Gedächtnis nicht an, sondern lasse geschehen, was geschieht. Merke dir einzelne Begebenheiten, notiere sie danach und versuche festzustellen, ob du sie völlig verarbeitet hast oder ob du auch heute noch irgendeinen Schmerz oder Stich verspürst, wenn du daran denkst.
Vor dieser Analyse jedoch schließe die Körperzentren und nimm deine Entspannungshaltung wieder zurück.
Was war da, was ist geschehen, was hast du gefunden, was entdeckt?

HM-Übung 40: Ich erkenne meine Fehler

Vielleicht ist es dir über den Weg der Meditation, des tiefen Nachdenkens gelungen, deinem Gefühlsleben abträgliche Erlebnisse oder Vorgänge deiner jüngsten Vergangenheit zu erforschen. Das könnte dich in deinem Bemühen um bessere Gesundheit entscheidend weiterbringen. Ist es etwa so, daß dich dein Partner schwer gekränkt oder verlassen hat, hast du einen geliebten Menschen verloren, einen großen Verlust erlitten, bist du unverschuldet in wirtschaftliche Schwierigkeiten geraten, oder haben sich deine Kinder von dir abgenabelt? Es könnten aber auch andere Gründe mit im Spiel sein, die dein seelisches Kostüm erheblich ausgefranst haben: Erfolglosigkeit im Beruf oder Studium, beim anderen Geschlecht oder beim Sport, wiederholtes Versagen bei Prüfungen, unheilbare Krankheiten in der Familie, Krebsangst, unstillbare Sehnsüchte, wirkliche Armut.

Wenn es stimmt, daß beinahe alles, was uns im Leben widerfährt, auf unser eigenes Verhalten zurückzuführen ist, dann gilt es, unsere Aktionen und Reaktionen einer eingehenden Überprüfung zu unterziehen. Frage dich, wie du zum Beispiel reagierst, wenn dein Mann ein junges Mädchen hübsch und anziehend findet, wenn deine Frau richtig aufblüht, sobald ein anderer Mann ihr Komplimente macht! Prüfe dich und werde dir über deine – hier meist – negativen Gefühle klar, auch darüber, warum du so und nicht anders reagierst. Es könnte auch sein, daß du alle Fehler dieser Welt ausschließlich bei den Menschen deiner Umgebung suchst, nur nicht bei dir selbst. Sind es nicht genau deine Untugenden, die du Tag für Tag auf andere projizierst und dann an ihnen beanstandest? Warum kehrst du ununterbrochen vor der Tür deines Nachbarn anstatt vor der eigenen?

Alle Gedanken, die wir aussenden, sind wie Briefe, auf die wir über kurz oder lang eine Reflexion, eine Antwort erhalten. Ich gebe meiner Frau recht, die in diesem Zusammenhang stets davon spricht, daß gute Gedanken, die wir einem Kranken oder Freund senden, auf sein Befinden eine positive, stärkende oder heilende Wirkung haben würden. Wir durften für die Richtigkeit dieser Annahme schon viele Beweise erleben. Denken wir dagegen im Zorn oder voller Wut an einen Menschen, so stören wir nicht nur die fruchtbaren Schwingungen zwischen uns, sondern pflanzen in unser Unterbewußtsein eine kranke Blumenzwiebel ein, die nie gedeihen wird. Im Gegenteil. Sie geht in Fäulnis über und modert im Untergrund unseres Organismus vor sich hin. Viele solcher fauler Zwiebeln aber belasten mit ihrem zerstörerischen Gift schleichender Zersetzung nicht nur die Zellen und Organe unseres Körpers, sondern machen ihn über kurz oder lang mit absoluter Sicherheit ernsthaft krank.

Natürlich sind es nicht nur unsere Untugenden wie Groll, Gehässigkeit, Unversöhnlichkeit, Herrsch- oder Rachsucht, die an uns nagen und die uns früher oder später krank machen. So ist die Trennung von einem Partner oder aber der Verlust eines geliebten Menschen damit nicht vergleichbar. Trotzdem kann auch in diesen Fällen die Überlegung von Nutzen sein, wie wir auf diesen Schicksalsschlag reagieren würden oder reagiert haben. Oft läßt uns der übermächtige Schmerz fast von Sinnen kommen, so daß wir eines normalen Gedankens nicht mehr fähig sind, uns verkriechen und total verschließen. Die Trauer nach innen, in die eigene Tiefe, birgt jedoch die große Gefahr einer »Zeitbombe« in sich, die zu einem späteren Zeitpunkt völlig unerwartet hochgehen kann. Überreaktionen im Trauerzustand schwächen unser Abwehrsystem, sie machen uns anfällig für Infektionen und Zellveränderungen. Wer es dagegen fertigbringt, seinen Schmerz rauszulassen und auszuleben, der ist nicht so sehr gefährdet, an Immunkrankheiten wie Krebs oder Aids zu erkranken.

Wir machen täglich Fehler, teils unbedeutende, aber auch schwerwiegende, wenn nicht folgenschwere; das ist menschlich. Wichtig scheint mir, daß wir ihnen nicht ungeprüft und hemmungslos freien Lauf lassen, wie der Lügner, der Lüge und Wahrheit schon nicht mehr unterscheiden kann. Wer seine Fehler erkennt und wer darauf bedacht ist, sein Fehlverhalten zu erfassen und Gegenmaßnahmen einzuleiten, der hat die Umgehungsstraße bereits wieder verlassen.

Wenn du Lust dazu hast, dann probiere die folgende Meditation aus, weil Selbsterkenntnis bekanntlich der erste Schritt zur Besserung verspricht.
Gehe in Ruhestellung, öffne die Körperzentren, entspanne dich autogen und versuche, über den Weg des Meditationstextes, aber auch tiefen Nachdenkens, zu den richtigen Erkenntnissen zu gelangen.

ICH ERTAPPE MICH TÄGLICH DABEI, DASS ICH GEMACHTE FEHLER AUF DIE LEICHTE SCHULTER NEHME UND IHNEN NICHT DIE SORGFALT ZUKOMMEN LASSE, DIE SIE VERDIENEN. WENN ICH ES NICHT SCHAFFE, DAS ANWACHSEN MEINER IRRTÜMER, MISSGRIFFE, FEHLTRITTE, LASTER UND ANDERER SCHWÄCHEN IN DEN GRIFF ZU BEKOMMEN, DANN WIRD MICH DER STÄNDIG WACHSENDE MÜLLBERG UNAUFGEARBEITETER FEHLLEISTUNGEN NICHT NUR FRUSTRIEREN, SONDERN IN BÄLDE ERDRÜCKEN.

Wiederholungstext:

ICH WEISS UM MEINE FEHLER UND MEIN HÄUFIGES FEHLVERHALTEN IN SITUATIONEN ODER GEGENÜBER ANDEREN MENSCHEN, DIE EIN ANSTÄNDIGES UND REDLICHES VORGEHEN MEINERSEITS VERDIENEN WÜRDEN. DARUM NEHME ICH MIR VOR, AB SOFORT ALLES ZU TUN, DASS ZWISCHEN ANDEREN UND MIR WIEDER FRIEDEN UND EINTRACHT HERRSCHEN KÖNNEN, ABER ALLES ZU LASSEN, WAS ZUR ZERSTÖRUNG GUTER BEZIEHUNGEN FÜHREN KÖNNTE. ICH SENDE AB HEUTE NUR NOCH GUTE GEDANKEN AUS, GEDANKEN DER LIEBE, DER ZUNEIGUNG, DER HERZLICHKEIT, VERBUNDENHEIT, INNIGKEIT, DER WÄRME UND DES VERZEIHENS.

Nachdem du den Wiederholungstext wenigstens zehnmal gelesen hast, gehst du in Ruhe und läßt ihn auf dich wirken. Lasse ihn einfach über dich kommen, lasse es geschehen.

HM-Übung 41: Ich ändere mein Verhalten

Nimm ein Blatt Papier zur Hand, teile es durch senkrechte Striche in drei Teile auf, die du von links nach rechts mit folgenden Überschriften versiehst:

Untugenden / Erkenntnisse / Konsequenzen

Falls du der Ansicht bist, daß du keine Untugenden hast, dann klopfe dir an die Brust und wirf mein Buch kurzerhand in den Mülleimer. Schließlich sind hier Hopfen und Malz verloren, und es ware auch alle Mühe vergebens, weil du ein hoffnungsloser Fall bist. Du bist weit entfernt von jeglicher Einsicht und Selbsterkenntnis. Wundere dich darum bitte auch nicht darüber, wenn in dir und um dich herum alles beim alten bleibt, wenn sich deine Beschwerden nicht bessern. Es bewegt sich nichts bei dir, weil du dazu gar nicht bereit bist. Du bist der geborene Besserwisser, ein Mensch der Negation. Woher nimmst du nur das Recht zu solchem Verhalten? Eine östliche Weisheit sagt sehr treffend, daß in seinem Leben jeder das bekommt, was er verdient.

Gehörst du dagegen zu den Leuten, die sich auch nur einen kleinen Rest an Fähigkeit zu Selbstkritik und Anpassung erhalten haben, dann beginne damit, in Spalte eins alle die Dinge aufzulisten, die du in deinem Alltagsverhalten als negativ einstufen würdest. Ergänze die Aufstellung, sobald dir neue Sünden einfallen.

Führe auf, falls du öfters ungeduldig, vorlaut, nachtragend, neidisch, geldgierig, böswillig, eifersüchtig, herrsch- und rachsüchtig bist, leicht verletzbar, enttäuscht, nachtragend, gekränkt. Schreibe auch nieder, falls du ständig lügst, betrügst, andere kränkst und verleumdest. Schone dich nicht. Je offener und ehrlicher du mit dir selbst ins Gericht gehst, um so spektakulärer und bedeutungsvoller werden die Veränderungen sein, die sich alsbald auf der Ebene deines Selbst vollziehen.

Nimm dir beispielsweise aus deiner Negativliste diejenige Untugend zuerst vor, die deinem Empfinden nach die gröbste und größte ist. Nehmen wir an, es handelt sich darum, daß du deinen Mitmenschen alles und jedes nachträgst.

Gehe in Entspannung, in Ruhe, und werde dir vorweg darüber

klar, was das Wort »nachtragend« in seinem eigentlichen Sinn aussagt, was es bedeutet. Was ist es denn in Wirklichkeit, das du deinem Partner oder sonst jemand nachträgst? Verübelst du ihm, daß er offen, ehrlich, aufrichtig, erfolgreich, beliebt oder geachtet ist? Stört dich an ihm vielleicht all das, woran es dir selbst mangelt? Warum befrachtest du deine Gedanken an ihn mit Neid und Mißgunst, statt dich über seine positiven Eigenschaften zu freuen, die für dich nachahmens- und erstrebenswert wären?

Überlege und versuche zu erkennen, wo in den Maschen deines Denkens Strickmusterfehler zu finden sind; suche nach den Motiven deines Verhaltens. Entdecke und sieh auch, wo etwaige eigensüchtige Wünsche, Komplexe oder andere Gefühle von Minderwertigkeit zur Zerstörung jeder Harmonie, zur Vernichtung von Frieden und Glück führen könnten. Stelle dir im Rückblick ferner vor, wie es dir körperlich ergeht, wie du dich immer dann fühlst, wenn du gerade mal wieder nachtragend bist oder warst. Notiere in der Spalte Erkenntnisse all das, was dir zum Problem des Nachtragens einfällt.

Bist du so weit gekommen, daß dir aufgegangen ist, wann, in welchen Situationen, vor allem aber warum du glaubst, anderen ständig etwas nachtragen zu müssen, dann sorge für die unverzügliche Änderung deines Tuns. Unterlasse den fortwährenden Versuch, dich in anderer Leute Angelegenheiten einzumischen. Halte dich künftig zurück, kümmere dich um deinen eigenen Kram. Handelt es sich aber um Situationen, die einer eingehenden Klärung und Bereinigung bedürfen, dann erledige die Geschichte durch ein offenes und sachliches Gespräch, das alle Mißverständnisse ausräumt. Tust du es sofort, unverzüglich, dann brauchst du es nicht »nachzutragen.« Nun, ich denke, daß das in etwa die Konsequenz wäre, die du aus der Geschichte ziehen und in Spalte drei eintragen könntest.

Arbeite in dieser Weise nach und nach alle deine Probleme auf, und erlebe, um wieviel besser du dich von Tag zu Tag fühlst. Es ist, als würden dir ganze Säcke voller Steine vom Herzen fallen. Gib dich damit aber nicht zufrieden, sondern übe dich fortwährend darin, die erzielten positiven Veränderungen deiner Handlungsweise zu deinem eigenen Nutzen beizubehalten. Dein Partner, deine Freunde, alle Leute, die mit dir zu tun haben, werden die erstaunliche Veränderung in deinem Wesen erfreut zur Kenntnis nehmen. Es tun sich dir plötzlich Türen ganz von selbst auf, die bislang für dich verschlossen geblieben waren. Dir fließen Achtung, Zuwendung und Liebe zu, weil du dich geöffnet hast, weil Schwingungen von dir ausgehen, die anderen ebenso wohl tun wie dir selbst. Deine Lebenskraft steigt, dein Immunsystem kommt wieder in Gang, Krankheiten finden keinen Nährboden mehr, haben keine Bleibe, ziehen sich zurück von dir, einem Menschen, der aus seinen Fehlern gelernt hat, dessen Blick wieder nach vorne gerichtet ist und der sich im Lot befindet.

HM-Übung 42: Ich entschlacke meinen Körper

Schlacke entsteht bei einer Verbrennung durch das Zusammensintern von Aschenteilen; es gibt sie als Rückstand bei der Verheizung von Kohle sowie bei der Erzverhüttung, wir kennen sie aber auch als lockere Lava nach Vulkanausbrüchen. Damit ein Kessel oder Ofen seine volle Leistung bringt und unbehindert brennen kann, reinigen und befreien wir ihn von unreinen und unnützen Abfällen. Im menschlichen Körper finden wir die Schlacke als Rückstände des Stoffwechsels im Gewebe und im Verdauungskanal. Die Befreiung unseres Körpers von diesen giftigen Resten ist sehr wichtig, weil auch er nur voll funktionsfähig ist, wenn Gewebe und Verdauungswege schmutzfrei sind.
Wir kennen verschiedene Möglichkeiten, unseren Körper zu entschlakken. Das können wir zum Beispiel tun
durch medizinische und medikamentöse Maßnahmen,
durch physikalische Therapien,
durch Saunieren,
durch Umstellung der Ernährung,
durch Heilfasten.

Es würde zu weit führen, wollte ich hier all das aufzählen, was im weitesten Sinn unter den Begriff der Körperentschlackung fällt. Jeder von uns hat sich irgendwann einmal, vielleicht aus Anlaß einer Krankheit, mit diesem Thema auseinandergesetzt. Mir geht es aber darum, dir den zusätzlichen Einsatz positiver meditativer Formeln zu empfehlen, die deine konventionellen Bemühungen unterstützen und verstärken können. Gehen wir einmal davon aus, daß du in absehbarer Zeit eine Entschlackungskur nach Dr. F. X. Mayr durchzuführen beabsichtigst, die als »Semmelkur« bekanntgeworden ist, dann möchte ich dir als begleitende Maßnahme die Anwendung der nachfolgenden Meditation vorschlagen.

Setze dich in Ruhe nieder und sammle dich, ehe du zu essen beginnst. Stelle dir bildhaft vor, was die geringe, äußerst bescheidene Nahrungsaufnahme an Semmeln und Milch in dir bewirken wird. Speichle jeden kleinen Bissen Semmel ein und kaue ihn so lange, bis er sich in nahezu nichts auflöst.

Trinke nicht, sondern iß, genieße und kaue ebenso den winzigen Schluck Milch, den du jeweils folgen läßt. Begleite den Brei gedanklich durch deine Speiseröhre, den Magen und die Därme und stelle dir vor, wie sie in den ganzen Verdauungswegen die alten Ablagerungen ablösen und wegtransportieren. Begleite deine Vorstellung mit der nachfolgenden Affirmation:

ICH ESSE RUHIG UND ÜBERLEGT, DENN JEDER BISSEN, DEN ICH JETZT ZU MIR NEHME, IST NAHRUNG UND REINIGUNG ZUGLEICH. ER VERSORGT MICH MIT DEN LEBENSNOTWENDIGEN BAUSTOFFEN, ENTSCHLACKT MEINE GEFÄSSE UND VERDAUUNGSWEGE UND BEFREIT MICH VON ALLEN KRANKHEITSKEIMEN, DIE MIR BISLANG ZU SCHAFFEN MACHTEN.
ICH ENTLASTE DADURCH MEINE ORGANE UND GEBE IHNEN GELEGENHEIT, SICH ZU REGENERIEREN. MIR SELBST ABER GEHT ES VON TAG ZU TAG BESSER UND BESSER, ICH FÜHLE MICH ERLEICHTERT, ERFRISCHT UND ERHOLT.

Mache aus deiner Nahrungsaufnahme etwas Außergewöhnliches, eine Zeremonie und koste, beiße, schmecke, kaue, genieße und verdaue.

HM-Übung 43: Ich entgifte Geist und Seele

Giftige Rückstände setzen sich nicht nur in unseren Gefäßen, sondern auch in Geist und Seele eines Menschen ab. Fast möchte ich so weit gehen, zu sagen, daß die Reinigung von Gedanken und Gefühlen der Entschlackung des Körpers bedeutende Schützenhilfe leisten kann.
Die als Übung 42 angebotene Meditation zur Verstärkung der Körperentschlackung läßt sich selbstverständlich – in jeweils abgeänderter Textform – auch auf jede andere Heilmaßnahme dieser Art anwenden. Zur ganzheitlichen Reinigung schlage ich aber die nachfolgende Meditation vor, die du unabhängig von irgendwelchen sonstigen Therapien jederzeit durchführen kannst.

Mache es dir dazu bequem, liege ganz locker und gelöst, öffne deine Körperzentren und entspanne dich autogen. Dann beginne über den anschließenden Text zu meditieren:

MEIN DENKEN IST OFT DESTRUKTIV, VERWOR-
REN, EIGENSINNIG UND VON SELBSTSUCHT GE-
PRÄGT, DER KÖCHER MIT GIFTIGEN PFEILEN
GEFÜLLT. DAS MACHT MIR ANGST, WEIL ICH DA-
MIT MICH SELBST, ABER AUCH DIE MENSCHEN
MEINER UMGEBUNG VERWIRRE, KRÄNKE UND
VERUNSICHERE.

ABER AUCH MEINE GEFÜHLE GERATEN ZUWEI-
LEN AUF KOLLISIONSKURS ZU MEINER GEISTI-
GEN VORSTELLUNGSWELT. SIE ENTGLEITEN MIR,
ENTGLEISEN UND BRINGEN MICH AB VOM KURS,
WEICHEN AB VON DEM, WAS ICH ALS RICHTIG
ERKENNE. DADURCH KOMME ICH MANCHMAL
INS SCHLEUDERN UND VERLIERE DIE HERR-
SCHAFT ÜBER MICH SELBST.

Wiederholungstext:

ICH REINIGE MEINEN GEIST VOM GIFT BÖSER
GEDANKEN, DIE ICH DURCH DIE MACHT MEI-
NER VORSTELLUNGSKRAFT VERNICHTE, AUS-
SCHWEMME UND DURCH NEUES POSITIVES,
KONSTRUKTIVES UND LEBENSBEJAHENDES GE-
DANKENGUT KONSEQUENT ERSETZE.

ICH BEFREIE MEINE SEELE VON DER LAST UN-
AUFRICHTIGER GEFÜHLE, EINES SCHLECHTEN
GEWISSENS UND NEGATIVER EMOTIONEN, IN-
DEM ICH MICH ALLEM ÖFFNE, WAS MICH AN-
RÜHRT UND BEWEGT, WAS MIR KRAFT GIBT,
MICH FROH UND GLÜCKLICH STIMMT. ICH
ZÜNDE MIR EIN NEUES LICHT AN, DESSEN
FLAMME MIR DIE TAGE MEINES LEBENS ERHEL-
LEN WIRD.

ICH ENTSCHLACKE MEINEN KÖRPER SOWOHL
PHYSISCH ALS AUCH DURCH DIE KRAFT MEINER
VORSTELLUNG, DIE DAZU BEITRAGEN WIRD,
DASS ICH MICH WOHL UND BEFREIT FÜHLE UND
MICH IM VÖLLIGEN EINKLANG MIT MIR SELBST
BEFINDE.

Zum Schluß beende die Übung durch das Zurücknehmen der Entspannungshaltung, die Schließung der Körperzentren und die Stärkung deines
Thymus.

HM-Übung 44: Ich erlebe eine Zustandsveränderung

Es ist nunmehr der Zeitpunkt gekommen, an dem wir zusammen einen Blick zu den Anfängen unserer Bemühungen zurückwerfen sollten, um Zwischenbilanz zu ziehen. Führst du das empfohlene Tagebuch, in welches du die mit den Meditationen und Übungen gemachten Erfahrungen niedergeschrieben hast, dann lassen sich daraus sowohl die erzielten Fortschritte als auch die erlittenen Niederlagen leicht feststellen und gegebenenfalls korrigieren. Ich bin ganz sicher, daß du in der Mehrzahl positive Ergebnisse erzielt hast, weil aktiviertes Leben stets für Bewegung, Änderung und fortwährenden Wandel sorgt. Er führt zum Gelingen, wenn der beseelte Wunsch danach ganz weit im Vordergrund allen Denkens steht.

Wenn du mein Buch nicht als Schnellkurs für Wunderheilung angesehen, sondern dir Mühe und Arbeit gemacht hast, bei dir selbst wirklich etwas zu bewegen, dann ist es auch geschehen. Nimm es nicht als selbstverständlich hin, sondern lobe dich und sei stolz darauf, daß dir eine Veränderung deines Zustands zum Besseren geglückt ist. Tu es auch dann, wenn die erzielten Fortschritte bisher nur minimal sind und deinen Erwartungen noch nicht voll entsprochen haben. Denke daran: Erwartungen sind in der Regel immer dann enttäuschte Hoffnungen, wenn wir ihre Erfüllung von anderen Menschen erwarten. Darum tu selbst etwas, lasse nicht nach in deinen Anstrengungen, sondern verstärke sie, weil viele kleine Schritte auch einen Weg ausmachen. Verankere mit der nachstehenden bejahenden Formel das bisher Erreichte und strecke deine Hände aus nach neuen Zielen auf deiner Straße zu Besserung und Heilung.

Lege dich nieder, mache es dir bequem, gehe in Ruhe. Dann öffne deine Körperzentren, stärke deinen Thymus und beginne mit den Formeln autogener Entspannung:

ICH BIN JETZT GANZ RUHIG,
VÖLLIG RUHIG UND ENTSPANNT,
RUHIG, ENTSPANNT.
LOCKER, GELÖST UND GELASSEN.
UND ICH LASSE BEI MIR EINKEHREN
ZUFRIEDENHEIT UND HEILENDE STILLE.

Meditationstext:

ICH BEFINDE MICH AUF DEM WEG ZU BESSERER GESUNDHEIT, WEIL ICH DIE FORTSCHRITTE MEINER BEMÜHUNGEN TAGTÄGLICH AM EIGENEN LEIB ERFAHRE. MEIN GESAMTZUSTAND HAT SICH VOR ALLEM DESHALB ZUM POSITIVEN GE-

WANDELT, WEIL ICH OHNE UNTERLASS AKTIV
BIN. ICH LASSE MICH DURCH DIE SICHTBA-
REN ERFOLGE ZUR VERSTÄRKUNG MEINER
ANSTRENGUNGEN ANREGEN UND ZUM DURCH-
HALTEN ANSPORNEN.
DARUM AKZEPTIERE ICH AUCH ALLE MASSGEB-
LICHEN SCHRITTE, DIE MICH ZUM ANGESTREB-
TEN ZIEL FÜHREN. ES IST GUT SO, WIE ES IST,
DENN ES GEHT STÄNDIG AUFWÄRTS MIT MIR.

Beende die Übung nach mehrmaligem Lesen des Textes, nimm die Entspannungshaltung wie üblich zurück, schließe die Körperzentren und
stärke nochmals deinen Thymus.

HM-Übung 45: Es geht mir besser

Es geht uns immer dann gut, wenn uns Freude, Glück und Erfolg widerfahren. Besser aber noch geht es uns, wenn wir uns darüber hinaus
rundum wohl fühlen, wenn wir bei guter Gesundheit sind. Alle erfreu-
lichen Situationen und Erlebnisse verbessern ganz spontan unser Ich-Ge-
fühl, weil sie unsere Lebensgeister, Hoffnung und Zuversicht in uns wek-
ken und zu aktivem Handeln anregen. Es sind aber auch viele kleine
Dinge, meist Selbstverständlichkeiten, die den Pegel unserer Lebensenergie anheben, sobald wir sie wirklich wahrnehmen. Warum tun wir es
nur so selten? Hast du schon darüber nachgedacht, wie du dich fühlen
würdest ohne das Licht der Sonne, den Himmel, die Wolken, den Regen,
den Wind, das Gewitter, die Luft zum Atmen, den Duft von Blumen, den
herben Geruch der Erde, die vielerlei Farben und Formen aller Pflanzen
und Bäume, die Laute von Tieren, das Rauschen des Wassers, das Läuten
von Glocken, ohne die Stimme oder den Gesang eines Menschen, den
Lärm von Kindern, vielleicht sogar ohne die Geräusche des Verkehrs?
Wir sind, bei Licht besehen, schon sehr undankbare Geschöpfe, wenn wir
nicht mehr gewahr werden, was alles uns tagein und tagaus das Dasein
lebenswert macht. Leider erkennen wir deren Wert oft erst dann, wenn
wir sie, aus welchen Gründen auch immer, nicht mehr nutzen können.
Halte einen Augenblick an, ehe du weiterliest. Schließe die Augen und
überlege dir, wie du dich in diesem Augenblick fühlst. Geht es dir inzwischen wirklich besser als zu Beginn unserer gemeinsamen Arbeit? Haben
sich bei dir Denken und Fühlen zum Positiven hin entwickelt? Pflegst du
deinen Körper, und gibst du ihm auch Raum und Zeit, damit er sich wohl
fühlen und jederzeit wieder selbst erholen und aufbauen kann? Hast du

begriffen, daß es letztendlich nicht auf andere, sondern nur auf dich selbst ankommt, wenn du willst, daß es dir insgesamt bessergeht? Wir reden hierbei von *deinem* Leben, von *deinem* Glück, von *deinem* Erfolg und von *deiner* Gesundheit!

Weißt du, wie unbedeutend, winzig und unwichtig im riesigen Universum ein Sandkorn ist, das vom leisesten Hauch eines Windes davongeweht werden kann? Was bedeutet das Leben einer einzelnen Ameise im Ameisenbau, was eine Biene in ihrem Volk, was ein Ton in einer Beethoven-Symphonie? Wie winzig und unbedeutend ist ein einzelner Mensch, wenn es um seine Existenz, um sein Lebensschicksal geht? Wen interessiert es denn schon, ob und wie du dich fühlst, ob es dir gut, ob es dir gar besser geht als anderen? Du wirst darum Besserung nur dann erfahren, wenn du selbst es willst und auch zuläßt.

In der nachfolgenden Übung fundieren wir unsere Erkenntnisse, verbessern unseren seelisch-körperlichen Gesundheitszustand und ordnen die Dinge unseres Umfeldes, mehr aber noch uns selbst richtig ein.

Beginne die Meditation mit den Ruheformeln des Autogenen Trainings. Dann nimm den folgenden Text in dich auf:

> ES GEHT MIR GUT, WENN ICH DIE ANSPRÜCHE AN MICH SELBST UND AN MEINE UMWELT RICHTIG EINORDNE. ES GEHT MIR BESSER, WENN ICH MIT OFFENEN AUGEN DURCH MEINE TAGE GEHE, WENN ICH SEHE, HÖRE, RIECHE UND SCHMECKE, WAS ALLES ZU MEINEM WOHLERGEHEN FÜR MICH BEREIT IST.
>
> ES GEHT MIR ABER AUCH DANN BESSER, WENN ICH BESSERUNG ÜBERHAUPT ERST ZULASSE, WENN ICH MICH IHR ÖFFNE.
>
> ICH NEHME DANKBAR AN, DASS ICH ERLEBEN UND ERFAHREN DARF, WAS FREUNDSCHAFT, ZUNEIGUNG UND LIEBE SIND, WAS VERZEIHEN UND VERSÖHNUNG BEDEUTEN.
>
> DARUM LASSE ICH DIE SONNE IN MEINEM HERZEN VOR ANKER GEHEN, DAMIT FREUDE, FRIEDE, FRÖHLICHKEIT UND ZUVERSICHT IN MIR WOHNEN KÖNNEN, DAMIT ICH MEHR UND MEHR SPÜRE, WIE GUT, UM WIEVIEL BESSER ES MIR VON TAG ZU TAG GEHT.

Beende die Meditation nach mehrmaligem ruhigem Lesen des Übungstextes in der üblichen Weise.

HM-Übung 46: Ich stabilisiere meine Gesundheit

Wir tun gut daran, wenn wir die fortschreitende Besserung unseres Allgemeinbefindens nicht einfach nur zur Kenntnis nehmen, sondern zu stabilisieren versuchen. Stabilisierung bedeutet die Festigung des Erreichten auf dem Weg zu guter und besserer Gesundheit, seine Sicherung und Bewahrung, auch dann, wenn es sich um nur ganz kleine Fortschritte handelt. Das ist vergleichbar mit meiner Schreibarbeit am Computer, wo ich Geschriebenes alle paar Minuten sichere, damit es nicht verlorengeht. Trotzdem geschieht es immer mal wieder, daß ich durch Fehler in der Bedienung des Gerätes oder der Handhabung des Textprogramms Rückschläge erleide. Erst kürzlich war ein in vielen Stunden mühsam geschriebenes Kapitel glatt verschwunden und weder im Bildschirm noch im Speicher wiederzufinden. Zuerst war ich sauer auf die komplizierte Technik, dann machte ich mir auf einem Abendspaziergang klar, daß nur ich selbst für diesen Fehlschlag verantwortlich sein konnte. Vermutlich hatte ich den getippten Text eben doch nicht gesichert. So blieb mir nichts anderes zu tun übrig, als den ganzen Text in langer und anstrengender Nachtarbeit neu zu erstellen.

Darum ist es außerordentlich wichtig, daß wir jeden kleinen Schritt auf unserem Weg nach oben genauso absichern, wie es der erfahrene und vorsichtige Bergsteiger auch tut. Er verläßt sich nicht auf das, was andere sagen oder tun, sondern vertraut ausschließlich auf seinen Instinkt und gesunden Menschenverstand.

Werde dir darüber klar, was du bis hierhin erreicht hast. Freue dich über jeden kleinen Erfolg und sei darum bemüht, deinen Augenblickszustand zu stabilisieren. Akzeptiere kleinere, oft unvermeidbare Rückschläge, die sich hin und wieder mal einstellen. Du gehörst zu den Gewinnern, wenn du Vermeidbares unterläßt, das Unvermeidbare dagegen als notwendigen Gegenpol tolerierst.

Erfolge schlagen dann in Mißerfolge um, wenn wir in unseren Bemühungen um den Erhalt unserer Gesundheit aus Bequemlichkeit oder auch Faulheit nachlassen. Geht es uns besser, lassen wir die Zügel nur zu gerne schleifen und schrecken erst auf, wenn die Alarmglocke unseres Körpers in irgendeiner Form Sturm läutet.

Beginne die folgende Stabilisierungsübung mit der Öffnung deiner Körperzentren und den Formeln des Autogenen Trainings:

ICH LÖSE MICH VOM ALLTAG,
LASSE ALL DAS HINTER MIR,
WAS MICH BEWEGT, BESCHÄFTIGT
ODER BEUNRUHIGT,

WAS MIR WEH TUT,
WAS MICH SCHMERZT.

ICH BIN GANZ RUHIG,
VÖLLIG RUHIG UND ENTSPANNT,
RUHIG,
ENTSPANNT.

UND ICH TAUCHE EIN
IN EIN WUNDERBARES GEFÜHL
VON MÜDIGKEIT UND SCHWERE,
VON GELÖST- UND GELASSENHEIT.

ALLES IN MIR LÖST UND ENTSPANNT SICH,
MEINE MUSKELN SIND MÜDE,
GANZ MÜDE, SCHWER UND SCHLAFF.

ICH LASSE LOS,
ICH LASSE MICH EINFACH TREIBEN,
WIE EIN BLÜTENBLATT
AUF EINEM STILLEN WEIHER.

Kurze Pause

Meditationstext:

ICH ATME TIEF UND BEFREIT AUF, WEIL ES MIR
GUT, WEIL ES MIR VIEL BESSER GEHT, WEIL ICH
DEUTLICH SPÜRE, DASS ICH MICH AUF DEM
WEG NACH OBEN BEFINDE, AUF DEM RICHTIGEN
WEG. MEIN HERZ IST ERFÜLLT VON DANKBAR-
KEIT UND FREUDE. ICH MÖCHTE TANZEN UND
SINGEN, WIE ICH ES FRÜHER TAT, AUCH DANN,
WENN MIR DAS HEUTE VIELLEICHT NICHT MEHR
ODER NUR NOCH BEGRENZT MÖGLICH IST.
ALLEIN SCHON DIE VORSTELLUNG DES BEGLÜK-
KENDEN ZUSTANDS VON GEFÜHLEN DER LEICH-
TIGKEIT, DES SCHWEBENS UND UNBEGRENZTER
FREIHEIT BEFLÜGELT MEINE GEDANKEN, MEIN
JAUCHZENDES HERZ. ICH FÜHLE MICH DABEI
SO WOHL UND GUT, UND ICH WÜNSCHE MIR
SEHNLICHST, DASS DIESE UNBESCHREIBLICH
SCHÖNE UND WOHLTUENDE EMPFINDUNG AN-
HALTEN UND MICH STÄNDIG BEGLEITEN
MÖGE.

DARUM WILL ICH ALLES TUN, WAS DAZU BEI-
TRAGEN KANN, DAS BISHER ERREICHTE ZU FE-

STIGEN UND ZU STABILISIEREN. ICH WILL ANDE-
RERSEITS ALL DAS UNTERLASSEN, WAS MICH
AUF MEINEM WEG NACH VORN AUFHALTEN UND
BLOCKIEREN KÖNNTE. ICH BEFINDE MICH IN
AUFSTEIGENDER FORM, MEINE LEBENSENERGIE
VERSTÄRKT SICH VON MINUTE ZU MINUTE, VON
STUNDE ZU STUNDE, VON TAG ZU TAG.

Lasse den mehrfach gelesenen Text in der Ruhephase auf dich wirken.
Danach schließe deine Körperzentren, nimm die Entspannungshaltung
wieder zurück und stärke deinen Thymus.

HM-Übung 47: Ich kann mit Krebs leben

Die durchschnittliche Lebenserwartung eines Menschen betrug im Mit-
telalter aufgrund der hohen Sterblichkeit von Säuglingen und Gebären-
den nur etwa 25–30 Jahre, in der Mitte des vergangenen 19. Jahrhunderts
lag sie immerhin noch bei nur 35 Jahren, heute dagegen bei 79 Jahren für
Frauen und etwa 75 Jahren für Männer. Diese Zahlen müssen in immer
schnellerer Folge revidiert werden. Vor dreißig Jahren wurden die Frauen
im Durchschnitt etwa sieben Jahre älter als ihre Männer, heute sind es
aufgrund ihrer der Männerwelt angepaßten Lebensweise nur noch etwa
vier Jahre. Starben früher die Männer hauptsächlich durch Seuchen und
kriegerische Auseinandersetzungen relativ jung, werden sie heute, wie
auch die Frauen, durch die großen Erfolge der Medizin, aber auch durch
verbesserte hygienische Lebensbedingungen doppelt so alt.
Erst dieser Tage las ich von einem Wissenschaftler, der aufgrund intensiver Forschungen aussagte, daß die Volkskrankheit Krebs in allererster
Linie die Folge des vermehrten Zuckerkonsums sei, der seinen Anfang
um die Jahrhundertwende, vornehmlich in der westlichen Welt, genommen habe. Raffinierter Zucker sei nicht nur ein Kalkräuber, sondern
schwäche vor allem das Immunsystem des Menschen. Viele Krebskranke
werden nun vielleicht sagen, daß sie zeitlebens nur wenig oder aber gar
keinen Zucker zu sich genommen hätten. Ich glaube nicht, daß wir die
Aussage des Forschers so auslegen sollten, als würde an Krebs nur erkranken, wer sich mit Süßigkeiten vollstopft. Die Anlagen hierzu können
schon unsere Vorfahren gelegt haben, von denen wir sie dann, wie so
vieles andere, mitbekommen haben.
Wer an Krebs erkrankt ist, dem ist mit solchen Aussagen wenig oder auch
gar nicht geholfen. Für ihn ist von großer Wichtigkeit, ob und was er
selbst dazu beitragen kann, daß er, mit Unterstützung seiner Ärzte, seiner

Krankheit Herr wird. Je jünger dieser Mensch ist, um so größer sind seine Heilungschancen, da seine natürlichen Abwehrkräfte noch besser intakt und weniger verbraucht sind. Der ältere Mensch dagegen, dessen Immunsystem durch jahrzehntelange Abnutzung logischerweise Ermüdungserscheinungen zeigt, kann diesen Nachteil durch eine vernünftige Lebensweise und eine Großzahl entsprechender Gegenmaßnahmen ausgleichen.

Am Lebensende aber kommt trotzdem niemand vorbei. Darum klingt es schon sonderbar, wenn manche Leute so tun, als seien sie unsterblich. Selbst im schon fortgeschrittenen Alter verdrängen sie die unumstößlichste Tatsache im Leben eines Menschen, den Tod, weil sie dessen Notwendigkeit weder begreifen noch akzeptieren können.

Als ich dreißig war, gaben mir Fachärzte keine zwei Jahre mehr zu leben. Trotzdem erreichte ich als nächstes Ziel vierzig, danach fünfzig und in diesem Frühjahr sogar sechzig Jahre. Ich habe also alle Veranlassung, dafür dankbar zu sein. Natürlich ging es in meinem Befinden in ständigem Wechsel mal auf, mal ab, mal hoch hinaus und dann wieder in die Tiefe.

Ich weiß seit zwei Jahren auch um meine eigene Krebserkrankung, mit der ich deshalb leben kann, weil sie mit zu den Ereignissen meines Lebens gehört, die Fügung sind und die mein Schicksal ausmachen. Soll ich deshalb etwa verzweifeln? Natürlich tue ich alles, was dazu beiträgt, daß ich meine Krankheit durch Stärkung des Abwehrsystems solange als möglich im Griff behalten kann.

Ich kenne viele Menschen, die an Krebs erkrankten und wieder gesund wurden, und ich kannte manche von ihnen, die daran gestorben sind. Eines ist sicher: Ich kann mit Krebs leben oder ihn besiegen, wenn ich mich selbst annehme, und noch weit besser, wenn ich mein Schicksal annehme.

Mache es dir zur folgenden Meditation bequem, liege ganz locker und gelöst, öffne deine Körperzentren und entspanne dich autogen:

> ICH BIN JETZT GANZ RUHIG,
> VÖLLIG RUHIG UND ENTSPANNT,
> RUHIG, ENTSPANNT,
> GANZ LOCKER,
> GELÖST UND GELASSEN,
> ZUFRIEDEN UND STILL.
>
> ICH RUHE AUS,
> TRÄUME UND TREIBE
> VOR MICH HIN,
> UND ICH TAUCHE EIN
> IN EIN WUNDERBARES GEFÜHL

VON MÜDIGKEIT UND SCHWERE,
VON GELÖST- UND GELASSENHEIT.
ALLES LÖST UND ENTSPANNT
SICH IN MIR.

Meditationstext:

MEIN KÖRPER IST AN KREBS ERKRANKT UND
DARUM BEMÜHT, MIT DIESER ERNSTEN HERAUS-
FORDERUNG FERTIG ZU WERDEN. ER MOBI-
LISIERT ALLE VERFÜGBAREN ENERGIEN ZUR
ABWEHR DIESES LEBENSBEDROHENDEN AN-
GRIFFS UND WIRD OBSIEGEN, WENN ICH IHM
DABEI NACH BESTEN KRÄFTEN HELFE.
DARUM WERDE ICH IHN IN SEINEN ANSTREN-
GUNGEN UNTERSTÜTZEN DURCH EINE VER-
NÜNFTIGE LEBENS- UND ERNÄHRUNGSWEISE, IN
DER SICH AN- UND ENTSPANNUNG, AKTIVITÄ-
TEN UND RUHEPAUSEN DIE WAAGE HALTEN.
AUCH WERDEN SICH MEIN DENKEN, REDEN,
HANDELN UND TUN NICHT MEHR AUSSCHLIESS-
LICH UM MEIN GESUNDHEITLICHES PROBLEM
BEWEGEN, SONDERN SINNVOLLEN TÄTIGKEITEN,
NÜTZLICHEN UNTERNEHMUNGEN UND HILFEBE-
DÜRFTIGEN MENSCHEN MEINER UMGEBUNG
ZUWENDEN.
ICH WILL MICH ERHEBEN UND AUFGABEN ÜBER-
NEHMEN, DIE MICH BEFRIEDIGEN, DIE MICH
WIEDER FROH UND GLÜCKLICH MACHEN WER-
DEN. MEINE ZEIT IST WIE DIE JEDES ANDEREN
MENSCHEN EBENSO KNAPP BEMESSEN UND DES-
HALB ZU KOSTBAR, UM SIE DURCH SELBSTBE-
MITLEIDUNG ZU VERGEUDEN. ICH LEBE MIT
MEINER KRANKHEIT, ICH KANN MIT IHR UMGE-
HEN, ICH WERDE SIE BESIEGEN. ICH SCHAFFE
ES, ICH SCHAFFE ES GANZ BESTIMMT!

Beende die Meditation nach mehrmaligem ruhigem Lesen, schließe die
Körperzentren und nimm deine Entspannungshaltung wieder zurück.
Für die Zeit deiner Tätigkeit im Alltag möchte ich dir die nachstehende
Kurzformel empfehlen, die du während einer Atempause immer mal zwi-
schendurch anwenden kannst.

Kurzformel:

ICH KANN MIT KREBS LEBEN, WEIL ICH WEISS,
DASS ICH IHN BESIEGEN UND WIEDER GESUND
SEIN WERDE. ICH SCHAFFE ES, ICH SCHAFFE ES
GANZ SICHER!

17 DAS SCHICKSAL MEISTERN

Wenn wir von Schicksal sprechen, dann meinen wir alles, was einem Menschen im Lauf seines Lebens widerfährt. Wir verwenden für diesen Begriff aber auch andere Bezeichnungen wie Geschick, Fügung, Los, Lebensbestimmung oder sehen darin, je nach Glaubensstandpunkt, eine Macht, die das menschliche Leben lenkt. Zuweilen erfahren wir die Gunst, manchmal auch die Ungunst unseres Schicksals, überlassen uns ihm, können nichts dagegen tun, reden von blindem, bösem, schwerem, traurigem, grausamem, unerbittlichem Schicksal, das wir oder andere erleiden müssen, das uns unabwendbar und vorherbestimmt erscheint. Menschliches, gleiches, gütiges Schicksal hat uns betroffen oder vor Schlimmem bewahrt. Wir kennen in unserem Lebenskreis Tragödien, Dramen, vom gleichen Unglück oder derselben schweren Krankheit betroffene Leidensgenossen, hören auch vom Glauben, daß die Bestimmung des Menschen vorprogrammiert und unabwendbar sei, in das er sich zu fügen, zu ergeben habe.

Trifft uns ein Schicksalsschlag, dann ist das für uns normalerweise ein großes Unglück, ein schweres und bitteres Erlebnis, das traurig stimmt und niederdrückt. Wird der Druck so übermächtig, daß wir glauben, ihn nicht mehr aushalten zu können, dann brechen wir ein. Fühlen wir uns zur Gegensteuerung außerstande, sind die Auswirkungen folgenschwer und verhängnisvoll. Kummer, Schwermut, Melancholie und Depression machen uns dann so unglücklich, daß unser Leben tragische und katastrophale Züge annehmen kann.

Sinn und Inhalt dieses Kapitels liegen aber nicht in der Beugung und Unterwerfung unter dieses Lebensschicksal, sondern ganz gezielt in der Meisterung desselben, was wir über den Umweg der Annahme erreichen. Vielleicht hast du schon in Berichten davon gelesen oder im Film erlebt, wie ein in die Falle gegangenes und verwundetes Tier nicht einfach aufgibt, sondern mit letzter Kraft um sein Leben kämpft. Es gibt Beispiele genug, wo sich Füchse, Wölfe, Luchse oder Marder einen eigenen Lauf abgebissen haben, um zu entkommen und weiterzuleben. Etwas meistern heißt also, daß wir etwas bezwingen, überwinden oder beherrschen. Das kann eine große Aufgabe oder Arbeit sein, eine schwere Krankheit, ein Problem, vielleicht sind es auch anderweitige Schwierigkeiten oder unser Leben im allgemeinen.

Es ist aber nicht damit getan, daß wir uns nun blindlings in einen Kampf stürzen, dessen Ausgang aufgrund unterschiedlicher Startbedingungen vielleicht sehr ungewiß und nicht vorhersehbar ist. Ich jedenfalls gehe davon aus, daß erfolgreich vor allem derjenige sein wird, der ruhig und überlegt, zielstrebig und ausdauernd, voller Mut und Selbstvertrauen in diese Schlacht geht. Auch wenn ich mich wiederholen sollte: Das wirklich Allerschlechteste wäre, sich nicht zu wehren, nichts zu unternehmen oder sich aufzugeben.

HM-übung 48: Ich bin ruhig

Mache es dir bequem, du kannst im Sitzen oder im Liegen meditieren. Sei ganz locker, gelöst und gelassen und lasse bei dir Zufriedenheit und Stille einkehren. Öffne deine Körperzentren und entspanne dich autogen.

> ICH BIN GANZ RUHIG,
> RUHIG UND ENTSPANNT.
> ICH LASSE MICH EINFACH FALLEN,
> ICH LASSE LOS,
> RUUUHIG,
> LOOOOS,
> RUUUHIG,
> LOOOOS,
> RUUUHIG,
> LOOOOS.

Wiederhole die Worte RUHIG und LOS im Wechsel einige Minuten lang. Dann pausiere.

Ruhe mit geschlossenen Augen, lasse deinen Atem fließen, ganz von selbst, spüre, wie du geatmet wirst.

Nun gib mit jeder Ausatmung einen Summton von dir, atme ein, summe aus, atme ein, summe aus. Tu das in deinem eigenen Atemrhythmus, ruhig und gleichmäßig, mindestens eine Viertelstunde lang und erlebe, wie du tiefer und tiefer eintauchst in dich selbst, in ein wunderbares Gefühl totaler Entspannung und tiefster Ruhe.

Danach spanne aus, träume, treibe, schlafe. Tauchst du wieder ins volle Tagesbewußtsein auf, so schließe deine Körperzentren und nimm die Entspannungshaltung wieder zurück.
Was hast du erlebt, wie fühlst du dich?

HM-Übung 49: Ich bin stark

Vorige Woche durfte ich Cornelia kennenlernen, die an einem meiner viertägigen Seminare teilnahm. Sie hatte mein Buch ›Heile Seele – Heiler Mensch‹ gelesen und war aus dem hohen Norden angereist, um sich sowohl aufzutanken als auch für ihre gesundheitlichen Probleme neue Impulse und Erkenntnisse zu gewinnen. Um es kurz zu machen: Cornelia war für alle Teilnehmer der Gruppe ein Segen, weil sie uns ein leuchtendes Beispiel menschlicher Stärke gab. Es ist erst zwei Jahre her, da wurde bei ihr Multiple Sklerose diagnostiziert, eine der häufigsten Krankheiten des Zentralnervensystems mit bisher unbekannter Ursache.

Cornelia ist 38 Jahre alt, von Beruf Lehrerin, verheiratet und hat eine vierjährige Tochter. Obgleich sie der ausgesprochen agile, positive und lebensbejahende Menschentyp ist, hat sie ganz bestimmt einige Zeit gebraucht, um sich mit der Realität ihrer Erkrankung abzufinden. Ich vergesse nicht, wie sie davon sprach, daß sie sich nach dem ersten Schock – noch im Krankenhaus – unverzüglich darangemacht habe, eine ganze Reihe von Fachärzten anzurufen, um sich über das Ausmaß und den Verlauf, vor allem aber die derzeitigen Therapiemöglichkeiten ihrer Krankheit kundig zu machen. Am meisten beeindruckte uns aber ihre Aussage, daß sie ihr Schicksal zwar annehmen, trotzdem aber mit der ganzen Kraft ihres Herzens um ihre Wiedergesundung kämpfen werde. »Ich kann zwar nicht mehr wie früher flottweg gehen und weiß auch, daß meinen Kräften Grenzen gesetzt sind. Was macht das aber schon aus, solange ich noch fühlen und denken kann?«

Die Stärke eines Menschen hat ihre Wurzeln im seelischen Bereich, wo Glaube, Liebe, Zuversicht und Hoffnung wohnen. Wenn du das Glück hast, einem Menschen zu begegnen, dessen Liebe und Güte du in seinen leuchtenden Augen sehen und dessen liebevolles und warmherziges Wesen du fast körperlich spüren kannst, dann hast du es häufig mit einer am eigenen Schicksal gereiften Seele zu tun. Solche Menschen haben aufgehört, sich ständig und immerzu nur um das eigene Wohl und Wehe zu sorgen und Gedanken zu machen. Sie haben erkannt, daß nicht wichtig sein kann, wer sich immerzu wichtig nimmt, und sie wissen auch, daß nur wirklich und sinnvoll lebt, wer es ganz bewußt im Heute, jetzt, in dieser Stunde, in diesem Augenblick, tut. Trost spenden und Mut machen sind die eine Seite, aus eigenen Quellen Kraft schöpfen und sich stark machen die andere.

Stärke dich, deinen Geist, deine Seele und deinen Körper durch die folgende Meditation, zu der du dich niederlegst, die Zentren öffnest und mit den Ruheformeln des Autogenen Trainings beginnst.

ICH BIN GANZ RUHIG UND ENTSPANNT,
RUHIG, VÖLLIG RUHIG UND ENTSPANNT,
MÜDE, SCHWER UND WARM.

ICH LASSE MICH LOS,
ICH LASSE MICH EINFACH FALLEN,
TRÄUME UND TREIBE VOR MICH HIN,
WIE EIN BLÜTENBLATT
AUF EINEM STILLEN WEIHER.

Kurze Pause

Meditationstext:

ICH HABE MICH SCHON OFT VON GEDANKEN AN
RESIGNATION UND KAPITULATION, VON GEFÜH-
LEN DER ANGST, DER HILFLOSIGKEIT UND OHN-
MACHT LEITEN LASSEN, OHNE MIR DARÜBER
KLARZUWERDEN, WIE SEHR SIE MIR SCHADEN,
WEIL SIE MICH ERMÜDEN, SCHWÄCHEN, ER-
SCHÖPFEN, ENTKRÄFTEN UND HILFLOS MA-
CHEN.

Wiederholungstext:

ICH WERDE JETZT DAMIT BEGINNEN, MIR MEI-
NER GEISTIGEN UND SEELISCHEN KRÄFTE
BEWUSST ZU WERDEN, SIE ZU SPÜREN, IHR
WACHSEN ZU ERLEBEN UND SIE GEZIELT EINZU-
SETZEN. DARUM SAGE ICH MIR VON NUN AN IN
JEDER FREIEN MINUTE MEINES ALLTAGS, WIE
RUHIG, MUTIG, SICHER UND STARK ICH BIN.
ICH BIN RUHIG UND GELASSEN,
ICH BIN VOLLER MUT,
MEINER SELBST SICHER,
ICH BIN STARK,
ICH BIN FREI!

Hämmere dir die letzten fünf Zeilen buchstäblich in dein Gedächtnis ein
und erlebe, wie dein Sicherheits- und Stärkegefühl sich permanent verbessern. Schließe die Meditation in der üblichen Weise ab.

HM-Übung 50: Ich gehe meinen Weg

Vor geraumer Zeit erzählte mir Karin, eine noch nicht einmal dreißigjährige Frau, Mutter von zwei Kindern, von ihren vielen Versuchen, der sie seit Jahren heimsuchenden Depressionen und Selbstmordgedanken Herr zu werden. Sie hatte einen Arzt nach dem anderen konsultiert und eine Vielzahl von Therapien über sich ergehen lassen, um sich am Ende dort wiederzufinden, wo ihre Krankheit vor langer Zeit ihren Anfang genommen hatte. Zwischendurch wurde sie einige Monate lang in einer Neurologischen Klinik stationär behandelt, danach von Psychiatern und Psychologen weiterbetreut. Die Verabreichung entsprechend starker Psychopharmaka über einen längeren Zeitraum hinweg führte zwangsläufig zur Medikamentenabhängigkeit der Patientin, die dann durch eine weitere stationäre Entziehungsbehandlung aufgehoben werden sollte. Der permanent schlechte seelische Gesundheitszustand dieser bedauernswerten Frau führte hinterher erneut zur Medikation von Tranquilizern (ruhigstellenden Medikamenten), deren klinische Entziehung ihr nun schon wieder ins Haus stand.

Karin erklärte mir daraufhin, daß sie lieber Selbstmord begehen würde, als diese ihrer Erfahrung nach brutale mörderische Entziehungskur noch einmal über sich ergehen zu lassen. Darum hatte sie sich wieder einmal mehr auf den Weg gemacht, um nach Lösungen gleich welcher Art zu suchen, die ihr sowohl das eine als auch das andere ersparen würden. Je mehr solcher verzweifelten Schritte und Versuche sie aber unternahm, um so unsicherer, hoffnungsloser und verzagter wurde sie. Da gab es auch von allen Seiten, von Freunden, Bekannten und missionarischen Eiferern gutgemeinte, für Karins Belange aber meist unbrauchbare Tips und Ratschläge. Die vielen erlittenen Fehlschläge und Enttäuschungen irritierten, verwirrten und verängstigten sie inzwischen so sehr, daß für vernünftige Überlegungen kaum mehr Platz blieb.

Ich habe ihr anhand von Fallbeispielen in langen Gesprächen klarzumachen versucht, daß ihre angestrengten Bemühungen um ein Zurückfinden zu besserer Gesundheit nur dann erfolgreich sein könnten, wenn sie sich dieses Ziel ganz klar vor Augen hielte. Auch müsse sie mit allen ihr zur Verfügung stehenden geistigen und seelischen Kräften konsequent darauf zusteuern und hinarbeiten, um es letztendlich zu erreichen. Karin hat hart gerungen, Siege und Niederlagen erlitten, aber sie ist angekommen. Die Entziehungskur fand nicht statt; sie braucht Beruhigungsmittel nur noch höchst selten. Teile der nachfolgenden Meditation haben das ihre mit dazu beigetragen, daß Karin wieder ein fröhlicher, aufgeschlossener und lebensbejahender Mensch geworden ist.

Mache es dir bequem, liege ganz locker und gelöst. Öffne deine Körperzentren und entspanne ich autogen:

ICH BIN VÖLLIG RUHIG UND ENTSPANNT,
RUHIG, ENTSPANNT.
ICH LASSE MICH EINFACH FALLEN,
ICH LASSE LOS,
LOS,
LOS,
LOS!

Kurze Pause

Meditationstext:

ES GIBT TAGE IN MEINEM LEBEN, AN DENEN MICH
ANGST UND VERZWEIFLUNG SCHÜTTELN, AN DE-
NEN ICH ALLES VERSUCHE UND NICHTS ERREICHE,
AN DENEN FÜR MICH EINE WELT ZERBRICHT, WEIL
ICH JEDEN GLAUBEN AN MEINE WIEDERGESUN-
DUNG, AN MICH SELBST, AN EINE IRDISCHE GE-
RECHTIGKEIT UND AN GOTT VERLIERE. DUNKEL
UND VERZWEIFELT SIND DANN MEINE GEDANKEN
UND FINSTER, KALT UND VERBITTERT DER GRUND
MEINER SEELE. IN SOLCHEN STUNDEN UND AUGEN-
BLICKEN VERLIERE ICH JEDE KLARE ÜBERLEGUNG,
WEISS ICH WEDER EIN NOCH AUS, VERZAGE ICH,
BEMÄCHTIGEN SICH MEINER RESIGNATION UND FA-
TALISMUS, MÖCHTE ICH KURZERHAND ALLES AUF-
GEBEN, WILL ICH EINFACH NICHT MEHR.

Wiederholungstext:

ICH WEISS, DASS ICH DERZEIT KRANK UND AUS-
SER TRITT BIN. ICH WEISS ABER AUCH, DASS
KRANKHEIT EIN WEG ZUR GESUNDHEIT SEIN
KANN, DIE ICH DANN WIEDERERLANGE, WENN
ICH DIE GRÜNDE UND DEN SINN MEINES KRANK-
SEINS ERFASSE.

DARUM SETZE ICH MIR MEINE WIEDERHERSTEL-
LUNG ZUM ZIEL, DIE ICH ERREICHE, WENN ICH
DEN WEG DAHIN EINSCHLAGE, NICHT VON IHM
ABWEICHE UND IHN KONSEQUENT BIS ZUM
SCHLUSS GEHE.

ICH MACHE MICH FREI VON JEDER FREMDEN BE-

EINFLUSSUNG, STEUERE ZIELGERICHTET IN EINE ZUKUNFT, DIE ICH MIR DURCH POSITIVE GEDANKEN UND VORSTELLUNGEN NEU ERBAUE, IN DER WIEDER FREUDE, FRIEDE, GLÜCK, ERFOLG UND ZUFRIEDENHEIT ZU HAUSE SEIN WERDEN.

ICH GEHE MEINEN WEG, UND ICH BIN AUCH GANZ SICHER, DASS ICH DAS ZIEL ERREICHEN WERDE!

ICH SCHAFFE ES!

ICH SCHAFFE ES GANZ BESTIMMT!

Ruhe nach mehrmaligem Lesen aus, schließe die Körperzentren und nimm die Entspannungshaltung wieder zurück.

HM-Übung 51: Ich erreiche mein Ziel

Steter Tropfen höhlt bekanntlich den Stein. Darum gelangen wir auch nur dann zum angestrebten Ziel, wenn wir es ständig im Auge behalten und unbeirrt und ausdauernd darauf zugehen. Um anzukommen, um erfolgreich zu sein, müssen wir vom Nutzen, von der Notwendigkeit und Richtigkeit unseres Tuns überzeugt und beseelt sein. Mißerfolge bleiben dort nicht aus, wo wir uns Ziele setzten, die aufgrund einer überhöhten Vorgabe nicht realistisch waren. Wer in seinen Erwartungen maßlos ist, der ist ohne Maß und deshalb auch ohne Ziel. Oft begeben wir uns in unserer Euphorie überstürzt auf einen neuen Weg, den wir aufgeben, sobald die ersten Schwierigkeiten auftauchen. Warum nur tun wir das immer wieder? – Weil es uns meist an Beständigkeit, am Durchhaltevermögen, am notwendigen Selbstbewußtsein, auch am unerschütterlichen Glauben an unsere eigene Kraft fehlt, wenn uns schon kleine Rückschläge aus der Bahn werfen. Unsere permanente Ungeduld ist mit schuld daran, daß wir das eigentliche Ziel aus den Augen verlieren und darum auch verfehlen.

Jeder gangbare Weg ist, sinnbildlich gesprochen, die ununterbrochene Verbindung zwischen zwei Punkten. Wird ein Stück davon weggeschwemmt oder blockiert, dann ist er nicht mehr begehbar. Jede noch so unbedeutende Störung oder Unannehmlichkeit im Tagesablauf ist für unsichere und ängstliche Menschen schon Grund genug, verwirrt anzuhalten, umzukehren und aufzugeben. Sie denken über einen Ausweg, eine Alternativlösung, nicht einmal nach, gehen im Krebsgang und machen nach einem Schritt vorwärts grundsätzlich wieder zwei zurück. Darum brauchen sie im Rücken auch stets eine offene Tür, einen Ausweg, um notfalls zu flüchten.

Beobachte vergleichsweise einmal das Verhalten von Ameisen, Würmern oder Käfern, denen du durch irgendein Hindernis den Weg abzuschneiden versuchst. Sie resignieren nicht, geben nicht auf, sondern suchen sich kurzerhand einen Umweg, den sie beharrlich und gezielt so lange verfolgen, bis sie ihre alte Route wieder erreicht haben.

Der positive lebensbejahende Mensch macht es nicht anders: Ihn zeichnen Mut, Wille, Zähigkeit, Kraft und Ausdauer aus. Er kennt seine Möglichkeiten, seine Konstitution und seine psychischen und physischen Grenzen und weiß um seine Schwächen und Unzulänglichkeiten. Er geht, genauso wie die kleinen Insekten, mit Geduld und Beharrlichkeit seinem Ziel entgegen. Darum tut er sich auch leichter, wenn es um die Wiederherstellung seiner Gesundheit geht. Er erwartet nicht, daß sich seine Krankheit im Handumdrehen in ein Nichts auflöst, eine Störung, die sich über einen längeren Zeitraum hinweg erst entwickelt hatte.

Warum wohl wird von zwei Krebskranken – bei in etwa gleichen Krankheitsbildern und gleichen Therapien – der eine wieder völlig gesund, der andere dagegen nicht? Vielleicht gerade darum, weil einer von ihnen auch noch im Regen singen und pfeifen kann. Er glaubt daran und weiß es auch ganz bestimmt, daß er das gegenüberliegende Ufer, sein Ziel in jedem Fall erreichen wird.

Versuche deinen Weg zu erkennen, beschreite ihn, akzeptiere seine notwendigen Zwischenstationen, die einen Teil dieses Weges ausmachen, und dann komme an.

Stärke dein Selbstvertrauen in der folgenden Meditation; beginne sie mit der Öffnung der Körperzentren, danach entspanne dich autogen:

ICH BIN GANZ RUHIG,
VÖLLIG RUHIG UND ENTSPANNT,
MÜDE, SCHWER UND WARM,
GANZ GELÖST UND GELASSEN.

UND ICH LASSE BEI MIR EINKEHREN
ZUFRIEDENHEIT UND STILLE.
ALLES IST UNWICHTIG,
WEIT ENTRÜCKT.

ICH TREIBE VOR MICH HIN,
TREIBE UND TRÄUME.

Meditationstext:

ICH ERTAPPE MICH IMMER UND IMMER WIEDER
DABEI, DASS ICH SPONTAN BEGONNENES NUR

SELTEN VOLLENDE, DASS ICH GRUNDLOS AUF-
GEBE, OBGLEICH DAS ZIEL SCHON IN SICHT-
WEITE IST. VIELLEICHT TUE ICH DAS, WEIL ICH
UNGEDULDIG, BEQUEM ODER FEIGE BIN, MICH
ABLENKEN UND BEEINFLUSSEN LASSE, VIEL-
LEICHT AUCH DESHALB, WEIL ES MIR AN MUT,
AN SELBSTVERTRAUEN UND AUSDAUER MAN-
GELT.

Wiederholungstext:

ICH VERSCHAFFE MIR KLARHEIT ÜBER MEINE
GESUNDHEITLICHE SITUATION UND DIE MÖG-
LICHKEITEN, DIE SICH MIR ZUR BEWÄLTIGUNG
MEINER KRANKHEIT ERÖFFNEN. MEIN ZIEL IST
DIE WIEDERHERSTELLUNG EINES ZUSTANDS, IN
DEM LEBEN UND SEIN FÜR MICH WIEDER IHRE
VOLLE BEDEUTUNG ERLANGEN SOLLEN.

DAZU MACHE ICH MICH AUF, GEHE RUHIG, ZÄH,
BEHARRLICH UND BESTÄNDIG SCHRITT FÜR
SCHRITT IN DIE RICHTIGE RICHTUNG, AUF GE-
RADEM KURS ZUM BESTIMMUNGSORT, ZU JENER
OASE HINTERM HORIZONT, WO ICH MEINEN
DURST STILLEN, WO ICH MEINE SEELE ERQUIK-
KEN UND MEINEN LEIB WIEDER STÄRKEN KANN.

ICH LASSE MICH WEDER ABLENKEN NOCH VOM
WEG ABBRINGEN, UMGEHE HINDERNISSE, ÜBER-
STEIGE BARRIKADEN, RUHE HIN UND WIEDER
AUS, SAMMLE MEINE KRÄFTE UND SCHREITE SO
LANGE WEITER, BIS ICH ANGEKOMMEN BIN. ICH
GEHE MEINEN WEG, UND ICH WEISS AUCH GANZ
GENAU, ICH ERREICHE MEIN ZIEL. ICH WERDE
WIEDER GESUND, ICH SCHAFFE ES, ICH SCHAFFE
ES, ICH SCHAFFE ES!

Beende nach mehrmaligem Lesen die Meditation. Lasse den Text in dich
einsinken, in dir wirken, dich stärken und dir die Gewißheit geben, daß
du es wirklich schaffst, daß du dein Ziel erreichen wirst. Schließe dann die
Körperzentren und nimm deine Entspannungshaltung wieder zurück.

18 ANGST ÜBERWINDEN

Wir befinden uns oft in sehr großer Angst, sind unruhig, verwirrt, angsterfüllt und erleben dabei ein unbestimmtes, häufig grundloses Gefühl des Bedrohtseins. Angst ist aber der sichtbare Ausdruck von Minderwertigkeitsgefühlen, und das vor allem dann, wenn wir glauben, schwach, unsicher und unterlegen oder aber unvollkommen zu sein. Unzufriedenheit, Hilflosigkeit, Daseinsängste, Gefühle von Isolation, Ausweglosigkeit und Pessimismus führen zu Minderwertigkeitskomplexen und lassen uns oft vorschnell verzagen. Haben unsere Ängste jedoch ganz konkrete Ursachen wie Prüfungen, Krankheit, Hunger, Strafe, Krieg, Unfall oder Tod, so befinden wir uns im Zustand der Furcht. Ganz gleich aber, ob wir uns nun ängstigen oder fürchten, beide Formen lähmen unsere Lebensenergie sehr nachhaltig. Wir sind verunsichert, ziehen uns in uns selbst zurück, werden unter Umständen depressiv und öffnen organischen Krankheiten Tür und Tor.

Mit Ängsten angemessen umgehen kann aber nur derjenige, der sie als solche erkennt, in Maßen zuläßt und richtig einordnet. Hysterie und Panik sind die am wenigsten geeigneten Mittel zu ihrer Bewältigung. Dagegen tragen Ruhe und Gelassenheit, Geduld, meditatives Innehalten, klares Überdenken der Situation und vernünftiges Handeln wesentlich dazu bei, daß wir bestimmte schwierige Situationen problemloser in den Griff bekommen.

Versuche über den Weg der Meditation deine Ängste zu erkennen, ihre Bedeutung zu begreifen und geeignete Möglichkeiten zu ihrer Auflösung zu finden. Die Beantwortung deiner Fragen darfst du allerdings von mir nicht erwarten; sie werden dir früher oder später in der wohltuenden Stille tiefer Versenkung ganz von selbst zufließen.

HM-Übung 52: Die Angst erkennen

Setze dich auf einen Stuhl oder lege dich nieder, öffne die Körperzentren und begib dich in einen Zustand lösender Entspannung.

> ICH LÖSE MICH VOM ALLTAG,
> BIN GANZ RUHIG UND ENTSPANNT,
> GANZ LOCKER,
> GELÖST UND GELASSEN,
> ZUFRIEDEN UND STILL.

ALLES LÖST UND ENTSPANNT SICH IN MIR.
ICH BIN UMGEBEN UND ERFÜLLT
VON HARMONIE UND INNEREM FRIEDEN.
MÜDE UND SCHWER SIND MEINE MUSKELN,
GANZ SCHWER SIND ARME UND HÄNDE,
BEINE UND FÜSSE.
ICH BIN MÜDE, SCHWER UND WARM
UND LASSE MICH JETZT EINFACH FALLEN.
ICH LASSE LOS.

Kurze Pause

Meditationstext:

ICH LEIDE VIELFACH UNTER GEFÜHLEN VON
ANGST, WEIL ICH MIR SCHWACH, UNSICHER, UN-
TERLEGEN ODER MINDERWERTIG VORKOMME.
OFT FÜRCHTE ICH MICH AUCH VOR DINGEN
ODER SITUATIONEN, DIE DANACH GAR NICHT
EINTRETEN ODER SICH ALS VÖLLIG HARMLOS
ERWEISEN.

Wiederholungstext:

ICH WILL VERSUCHEN, MIR ÜBER DIE URSACHEN
MEINER ÄNGSTE KLARHEIT ZU VERSCHAFFEN,
IHRE ENTWICKLUNG ZU VERFOLGEN UND IHRE
AUSWIRKUNGEN EINSCHÄTZEN ZU LERNEN.
VOR ALLEM MÖCHTE ICH DADURCH ABER ER-
REICHEN, DASS ICH IN IHNEN NICHT NUR MEINE
ANGSTZUSTÄNDE, SONDERN VOR ALLEM MEINE
REAKTIONEN, MICH SELBST ERKENNEN UND
EINORDNEN KANN. GELINGT MIR DAS, DANN
KANN ICH ECHTE VON UNWIRKLICHER ANGST
KLAR UNTERSCHEIDEN. ICH WERDE AUCH LER-
NEN, SOWOHL MIT IHR ALS AUCH MIT KONKRE-
TER FURCHT SO UMZUGEHEN, DASS ICH MICH
STETS SICHER UND IM SEELISCHEN GLEICHGE-
WICHT BEFINDE. MUT, TAPFERKEIT, SELBSTVER-
TRAUEN UND UNERSCHROCKENHEIT WERDEN
MIR DABEI HELFEN.

Ruhe aus, lasse den Text wirken. Dann schließe deine Körperzentren und
beende die Meditation in der inzwischen mehrfach praktizierten Weise.

HM-Übung 53: Die Angst zulassen

Maria, 60 Jahre alt, hat sich in den vergangenen drei Jahren mehreren Krebsoperationen unterziehen müssen. Nach der Entfernung von Eierstöcken und Gebärmutter wurde sie innerhalb kurzer Zeit zweimal am Dickdarm operiert. Sie hat viel durchgemacht; ihre Seele ist nicht weniger erkrankt als ihr Körper. Dabei war Maria zeitlebens nie krank. Der Beginn ihres Leidensweges liegt etwa fünf Jahre zurück. Ihr erwachsener verheirateter Sohn mußte sich wegen endogener Depressionen in psychotherapeutische Behandlung begeben. Bei der durchgeführten Gesprächstherapie wurde ihm eröffnet, daß die Ursache seiner seelischen Krankheit in der Beziehung zu seiner Mutter zu suchen sei. Sie habe ihn ein Leben lang beherrscht, dominiert, unterdrückt und nie losgelassen. Die Empfehlung lautete: Abbruch der Verbindung zum Elternhaus, vor allem zur Mutter, für einen längeren Zeitraum; auch Frau und Kinder sollten mit einbezogen werden.

Nach der Eröffnung dieser Anschuldigung – durch die Schwiegertochter – brach für Maria nicht nur die Welt, sondern vor allem sie selbst zusammen. Sie war fassungslos, machte sich bittere Vorwürfe und war mehr als einmal dabei, Hand an sich selbst zu legen. Daß es letztendlich nicht dazu kam, hatte sie ihrem Mann Hans zu verdanken, der sich in liebevoller Weise Tag und Nacht um sie bemühte. Maria, früher eine lebensfrohe, aktive und positive Frau und Mutter, verfiel sowohl seelisch als auch körperlich zusehends.

Sie schlief nicht mehr, nahm kaum noch Nahrung zu sich und magerte ab. Schlimmer noch war ihre panische Angst um den ihrer Meinung nach endgültigen Verlust des einzigen Sohnes und ihrer beiden Enkelkinder, von der sie im wahrsten Sinne des Wortes beherrscht wurde.

Knapp zwei Jahre später wurde bei ihr dann, wie bereits erwähnt, Krebs diagnostiziert. Ihre Ängste vermehrten sich dadurch um ein vielfaches; sie dehnten sich nun auch noch auf die lebensbedrohende Krankheit aus. Maria wurde zum zitternden Nervenbündel und flippte ein ums andere Mal geradezu aus. Sie konnte ihre Ängste weder zulassen, noch mit ihnen umgehen und schon gar nicht ihrer Herr werden, weil sie von ihnen buchstäblich aufgefressen wurde. Die daraufhin eingeleitete Psychotherapie blieb nicht nur erfolglos, sondern verschlechterte ihren Zustand ganz erheblich.

Maria hat inzwischen gelernt, sich und ihr Schicksal anzunehmen. Sie ist dabei, sich selbst durch den verstärkten Einsatz von Meditationen in den Griff zu bekommen. Sie arbeitet beharrlich und ausdauernd an einem Selbsthilfeprogramm, das es ihr ermöglichen wird, ihre Ängste klar zu erkennen, zu analysieren, zuzulassen und zu überwinden. Erste Erfolge sind schon sichtbar; es geht ihr von Tag zu Tag besser, weil sie weiß und es am eigenen Leib erfährt, daß sie sich nunmehr auf dem richtigen Weg befindet.

Wer Ängste zulassen kann, der vermag auch mit ihnen umzugehen. Die folgende Meditation kann dir dabei eine nützliche Hilfe sein.

Beginne mit der Öffnung der Körperzentren und den Einstimmungsformeln des Autogenen Trainings:

ICH BIN GANZ RUHIG UND ENTSPANNT,
VÖLLIG RUHIG UND ENTSPANNT,
MÜDE, SCHWER UND WOHLIG WARM.

ICH LASSE LOS,
ICH LASSE MICH EINFACH FALLEN,
TRÄUME UND TREIBE SO VOR MICH HIN.
ALLES IST UNWICHTIG,
GANZ WEIT ENTRÜCKT.

ICH FÜHLE MICH SO WOHL,
GUT, ANGENEHM WARM DURCHSTRÖMT.

Meditationstext:

ICH WERDE MANCHMAL VON ÄNGSTEN HEIMGE-
SUCHT, DIE MICH IN PANIK UND SCHRECKEN
VERSETZEN, DENEN ICH MICH HILFLOS AUSGE-
LIEFERT FÜHLE, AUCH WENN MEIN VERSTAND
DEREN REALE EXISTENZ BEZWEIFELT.

Wiederholungstext:

ICH HABE BEGRIFFEN UND WEISS, DASS ANGST
UND FURCHT GENAUSO TEIL MEINES LEBENS
SIND WIE FREUDE UND GLÜCK, WIE SONNE UND
LICHT.

DARUM SCHAUE ICH VOLLER OPTIMISMUS IN
MEINE ZUKUNFT, IN DER ALLES SEINEN RICHTI-
GEN PLATZ HABEN UND ZU MEINEM BESTEN GE-
ORDNET SEIN WIRD. ICH WERDE DIE BATTERIE
MEINER LEBENSENERGIE STÄNDIG POSITIV AUF-
LADEN, DAMIT MIR FÜR SCHWIERIGE PROBLEM-
BELADENE PHASEN GENÜGEND RESERVEN ZUR
VERFÜGUNG STEHEN. ICH LERNE VERSTEHEN,
DASS ICH MIT ÄNGSTEN BESSER UMGEHEN
KANN, SOFERN ICH STARK GENUG DAZU BIN, SIE
ZUZULASSEN.

ICH BEHALTE STETS EINEN KÜHLEN KOPF UND

KLAREN VERSTAND, UND ICH STEHE DADURCH
AUCH ÜBER JEDER SCHWIERIGEN SITUATION IN
MEINEM LEBEN. ICH SCHAFFE ES, ICH BEWÄL-
TIGE MEIN LEBEN.

Tauche nach dem mehrmaligen Lesen des Wiederholungstextes ein in ein
wunderbares Gefühl von Ruhe und Gelassenheit, von heilsamer Stille,
von Sicherheit und Geborgenheit. Ruhe, träume, schlafe. Kehre ins volle
Bewußtsein erst dann wieder zurück, wenn du dazu Lust verspürst. Dann
schließe die Körperzentren und nimm die Entspannungshaltung zurück.

HM-Übung 54: Die Angst überwinden

Sorgen und unbewältigte Probleme machen uns deshalb angst, weil sie
uns beunruhigen, bedrängen und bedrücken. Wir bekommen sie auch nur
dann unter Kontrolle, wenn wir sie überlegt, mutig, beherzt, tapfer, beharrlich und unerschrocken angehen. Wer selbstsicher, zielgerichtet und
couragiert gegensteuert, dem bleibt der Erfolg nicht versagt. So lassen
sich kleinere Probleme wie der Besuch beim Zahnarzt, internistische Un-
tersuchungen, ein schwieriger Gesprächstermin, die Führerscheinprü-
fung, vielleicht auch die Angst vor Auto- oder Flugreisen durch vorberei-
tende Übungen des Autogenen Trainings in den Griff bekommen. Gehe
dazu zuerst in Ruhe, entspanne dich wie geübt, und benutze dann folgende Formel:

ICH BIN RUHIG UND GELASSEN,
VOLLER KRAFT UND LEBENSENERGIE,
VOLLER MUT, POSITIV,
MEINER SELBST SICHER
UND FREI VON SORGE UND ANGST.
ALLES WIRD GUTGEHEN,
WEIL ICH AN DEN ERFOLG GLAUBE
UND AUF GOTTES HILFE VERTRAUE.

Schreibe dir diesen Text auf einen Zettel, stecke ihn in die Tasche und lies
ihn dir mehrere Tage lang vor dem Ereignis immer und immer wieder vor.
Du kannst die Formel unmittelbar zuvor auf zwei oder drei Zeilen komprimieren, auswendig lernen und dir fortwährend vorflüstern.

Kurzformel:

ICH BIN RUHIG UND GELASSEN,
MUTIG, SICHER UND ERFOLGREICH.

ICH SCHAFFE ES!

Bist du schwer erkrankt, dann gehe die Überwindung deiner Ängste durch die gezielte Stärkung deines Mutes an. Du kannst dir dafür einen eigenen Text erarbeiten, der speziell auf dich zugeschnitten ist, oder aber meinen nachfolgenden Vorschlag benutzen.

Mache es dir zur Meditation bequem, liege ganz locker und gelöst, öffne deine Körperzentren und entspanne dich autogen:

ICH BIN GANZ RUHIG,
RUHIG UND ENTSPANNT,
LOCKER, GELÖST UND GELASSEN,
ZUFRIEDEN UND STILL.

ALLES UM MICH HER IST UNWICHTIG,
WEIT ENTRÜCKT.

ICH LASSE MICH FALLEN,
ICH LASSE MICH EINFACH LOS.

Kurze Pause

Meditationstext:

ICH BEHINDERE MICH MANCHMAL SELBST AUF MEINEM WEG DURCHS LEBEN, WEIL ICH MICH VON ÄNGSTEN BEDRÄNGEN, VON PROBLEMEN BEDRÜCKEN ODER VON SORGEN ZERFLEISCHEN LASSE, VON DINGEN, DIE IN DER REALITÄT MEIST GANZ ANDERS VERLAUFEN ALS ERWARTET. DABEI UNTERSCHÄTZE ICH VIEL ZU OFT DIE MIR INNEWOHNENDEN GEISTIGEN UND SEELISCHEN KRÄFTE, DIE DIE KRANKHEIT MEINES KÖRPERS BESIEGEN UND IHN ZUR SELBSTHEILUNG STIMULIEREN KÖNNTEN.

Wiederholungstext:

VOR MEINEM GEISTIGEN AUGE ERSCHEINT NUN DAS BILD MEINER SELBST. ICH SEHE MICH ALS MUNTEREN, AKTIVEN, BESCHWINGTEN, GLÜCKLICHEN, SONNIGEN, FRÖHLICHEN, OPTIMISTISCH IN DIE ZUKUNFT BLICKENDEN MUTIGEN MENSCHEN, VOLLER KRAFT UND ENERGIE, GESUND AN LEIB UND LEBEN.

ICH BETRACHTE DIESES WUNDERBARE BILDNIS VON MIR SELBST GANZ EINGEHEND, PRÄGE ES

MIR EIN, VERSENKE ES GANZ TIEF IN MEIN HERZ UND VERANKERE ES DORT, DAMIT ES WACHSEN, GEDEIHEN UND AUFGEHEN KANN WIE EINE SAAT, DIE AUS EINEM SAMENKORN EINE PFLANZE ERBLÜHEN LÄSST.

ICH ÜBERWINDE MEINE ÄNGSTE,
DENN ICH BIN ALLEZEIT
RUHIG UND GELASSEN,
VOLLER MUT, MUTIG,
AKTIV UND POSITIV,
MEINER SELBST SICHER
UND FREI VON SORGE UND ANGST.

RUHIG,
GELASSEN,
MUTIG,
SICHER UND FREI
VON SORGE UND ANGST!

Lies den Wiederholungstext so lange, bis du müde wirst und einschläfst. Dann lasse dich fallen, den Textinhalt in dir wirken und erhebe dich erst wieder, wenn du Lust dazu verspürst. Schließe zuvor die Körperzentren und nimm, sofern du tagsüber meditiert hast, die Entspannungshaltung wieder zurück.

Wie fühlst du dich?

Führe diese Übung über Wochen hinweg täglich durch, nimm dir Zeit dazu, du brauchst sie.

19 LEBEN UND STERBEN ALS NATURGESETZ

Während ich diese Zeilen schreibe, bietet sich meinem Auge ein wunderbares, friedliches und glückliches Bild dar. Unsere Schwiegertochter Sibylle sitzt mir gegenüber, hält ihre fünf Monate alte Tochter Hannah im Arm, spricht ganz zärtlich mit ihr, während sie ihr die Brust zum Stillen gibt. Sowohl die Mutter als auch das Kind strahlen das aus, was sich als das Glück des Lebens schlechthin bezeichnen ließe. Hier das kleine, noch hilflose, auf die Mutter angewiesene Wesen, dort die junge glückliche Frau, deren Leben durch Heirat und Mutterschaft Erfüllung gefunden hat. Ihnen gegenüber der Großvater, der die abtretende Generation repräsentiert. Eigentlich ein herrliches Motiv für jeden Maler; es wurde früher von bedeutenden Künstlern oft dargestellt, ist im heutigen Kunstschaffen aber leider etwas in den Hintergrund getreten.

Befinden sich drei Generationen in einem Raum beisammen, dann spüren wir, sofern wir dazu sensibel genug sind, etwas von der Allmacht der Naturgesetze, die bestimmte Abläufe im Geschehen des Lebens völlig selbsttätig regulieren. Wir erfahren das aus eigener Anschauung nicht nur im menschlichen Bereich, sondern ebenso in der Pflanzen- und Tierwelt. Es vollzieht sich in unendlicher Folge und Wiederkehr der natürliche Wechsel zwischen Kommen, Blühen, Reifen und Vergehen. Innerhalb dieses Rahmens liegt die Zeit, die unser Dasein ausmacht, die wir als unser Leben bezeichnen. Schließlich begegnen wir in ihr dem ganzen Spektrum möglicher menschlicher Erlebnisse, Gefühle und Erfahrungen und haben es in unseren eigenen Händen, etwas Ganzes, Erfüllendes und nahezu Vollkommenes daraus zu machen.

Geburt und Tod unterscheiden sich weniger in ihrer Bedeutung als in ihrer Konsequenz voneinander; beides sind für den Menschen einmalige dramatische Geschehnisse. Verhilft die Mutter dem neuen Erdenbürger noch ins Leben, so ist er an dessen Ende aber völlig allein und auf sich selbst angewiesen. Der Tod ereilt uns entweder völlig unvorbereitet, oder aber er ist bei schwerer Krankheit, Siechtum oder hohem Alter absehbar. In ihm erleben wir das Aufhören aller Lebensvorgänge in unserem Körper, das Erlöschen jeglicher Entwicklungen und Zustände unseres Daseins. Auch wenn wir unsere Gedanken an alles, was mit Sterben und Tod zusammenhängt, verdrängen wollen, so können wir die unausweichliche Konfrontation mit dieser Realität trotzdem nicht verhindern. Das ist gut so. Deshalb würden wir gut daran tun, uns damit zeitig auseinanderzusetzen und darauf vorzubereiten.

Ist Sterben im Normalfall das Zur-Ruhe-Legen unseres von den Anstrengungen und Mühen des Lebens abgenutzten und verbrauchten Körpers, dann trennen sich dabei Geist und Leib ebenso voneinander wie bei einem plötzlichen unvorhergesehenen Tod. Das Ereignis ist für den Betreffenden deshalb von ganz besonderer Bedeutung, weil im Gegensatz zum Erleben der Geburt das Sterben erfahren werden muß. Der Übergang vom Leben zum Tod ist aber ein ebenso natürlicher Vorgang wie die Geburt eines menschlichen Wesens. Die Menschen des Orient sehen in ihm, im Gegensatz zu uns, eine wichtige Zwischenstation auf ihrem Weg in eine höhere Daseins-Dimension, zur Vollkommenheit ihres Selbst. Die unerschütterliche Gewißheit jedes Gläubigen an ein geistiges Weiterleben nach dem Tod macht ihm erst richtigen Mut zum Leben, zur Bewältigung seiner Aufgaben. Darum ist uns ein glückliches, erfülltes und sinnvolles Dasein auch nur dann möglich, wenn wir reif genug sind zu erkennen, daß alles Geschehen in, mit und um uns herum ausschließlich der Vorbereitung und Entwicklung für eine nächsthöhere Ebene dient.

Wir unterziehen uns demzufolge lediglich einer Wandlung unseres Seins, mit der wir uns klugerweise schon heute vertraut machen sollten. Ordnen wir sie in unser diesseitiges Leben richtig ein und geben wir ihr den ihr zukommenden Stellenwert, dann leben wir angstfreier, bewußter, überlegter, leichter und entspannter, sind mutiger und selbstsicherer. Furcht vor dem Sterben resultiert häufig aus der Nichtbewältigung des Lebens. Darum ist es nützlich, wenn wir uns der Tatsache bewußt werden, daß Leben und Sterben naturgesetzliche Gültigkeit haben. Wir gelangen durch sie zu bedeutsamen Erkenntnissen, die für unsere Lebensaufgabe zu wichtigen Wegweisern werden. Sie versetzen uns dann auch in die Lage, aus ihnen die entsprechenden Konsequenzen für unser Heute und Jetzt ziehen zu können. Wer sich mit dem Sterben schon heute befassen kann, der öffnet sich selbst den Weg zu einem befreiteren und lebenswerteren Leben.

HM-Übung 55: Kommen und Gehen

Beginne die folgende Übung mit dem Öffnen der Körperzentren und den autogenen Einleitungsformeln der Ruhe und Entspannung. Danach lies dir den Meditationstext halblaut und getragen so lange vor, bis du müde und ruhebedürftig wirst.

Wiederholungstext:

ICH SPÜRE GANZ DEUTLICH, DASS ICH LEBE, DENN ICH ATME, DENKE, SEHE, HÖRE, FÜHLE

UND EMPFINDE. ICH BIN AUS GEIST, SEELE, FLEISCH UND BLUT GESCHAFFEN UND WEISS, DASS ICH WIRKLICH EXISTIERE, AUCH WENN ICH NUR EINE KRUME AUF DIESER ERDE, EIN SANDKORN IN DER WÜSTE, EINE KLEINE MUSCHELSCHALE AM STRAND BIN. UND TROTZDEM GIBT ES MICH.

MEINE GEDANKEN LEITEN MICH, MEINE GEFÜHLE BEEINFLUSSEN DIE RICHTUNG MEINES TUNS, MEIN KÖRPER FÜHRT SIE AUS.

BEGRENZT ABER IST DIE ZEIT MEINES LEBENS AUF DIESER ERDE. DAS MACHT MIR KLAR, DASS LEBEN OHNE TOD NICHT SEIN KANN. DARAN ERKENNE ICH AUCH, DASS IN DIESER ZEITSPANNE MEINES HIERSEINS DIE CHANCE ZU MEINER GEISTIGEN UND SEELISCHEN WEITERENTWICKLUNG LIEGT, HIN ZU EINEM MENSCHEN, DER LIEBT UND ACHTET, DER GEWÄHRT UND VERZEIHT, DER SANFT UND HERZLICH, BESCHEIDEN UND DEMÜTIG, SICHER UND BESTIMMT, GLÜCKLICH UND DANKBAR IST.

UM DIESES ZIEL ZU ERREICHEN, WERDE ICH DIE RICHTIGE SAAT ZUM RICHTIGEN ZEITPUNKT IN DIE ERDE BRINGEN, WEIL NUR ERNTEN KANN, WER RECHTZEITIG GESÄT HAT. ICH GEHE SOGLEICH HIN, UM MEINEN GARTEN ZU BESTELLEN, ENTFERNE ALLES UNKRAUT UND LOCKERE DEN BODEN, DAMIT PLATZ IST FÜR DAS GEDEIHEN MEINES SAMENS, DEN ICH DER ERDE ANVERTRAUE. AUCH MACHT MICH DIE INNERE GEWISSHEIT FROH, DASS MEINE MIT LIEBE UND GUTEN GEDANKEN GEPFLANZTE SAAT AUFGEHEN WIRD, ENTWEDER HIER ODER ABER IN MEINER NÄCHSTEN EXISTENZ.

KOMMEN UND GEHEN SIND FÜR MICH DIE ECKPFEILER MEINES DASEINS, ZWISCHEN DENEN SICH MEIN LEBEN ERFÜLLT.

ICH BIN RUHIG, GELASSEN, ZUVERSICHTLICH, MUTIG, STARK, POSITIV, MEINER SELBST SICHER UND FREI VON SORGE UND ANGST. ICH NEHME MICH AN, ICH NEHME AUCH MEIN SCHICKSAL AN.

Ruhe noch einige Zeit aus und lasse den Text wirken. Danach schließe deine Körperzentren und nimm die Entspannungshaltung wieder zurück.

HM-Übung 56: Blühen und Vergehen

Ich blättere gern in alten Fotoalben, um Bilder aus meiner Jugendzeit anzusehen. Da fallen mir oft auch Fotos in die Hände, auf denen Frauen abgelichtet wurden, als sie noch junge Mädchen waren: meine Frau, meine Schwester, Schwägerinnen, Kusinen, Mutter, Tanten, Großmütter und andere Verwandte. Einige von ihnen leben schon lange nicht mehr, aber ihr einstiges Aussehen, ihre sanfte oder auch herbe Schönheit in der Blüte ihrer Jugend, beeindrucken mich immer wieder aufs neue. Auch die Bilder von Vätern, Onkeln und Großvätern sind Dokumente, die uns die Begriffe von Blühen und Vergehen unmißverständlich deutlich machen, vor allem dann, wenn wir sie mit den noch lebenden Originalen vergleichen können. Zuweilen überkommt mich dabei ein bißchen Wehmut, wenn ich sehe, wie ein früher so lebensfroher, agiler, aktiver, positiver, charmanter und energiegeladener Mensch zu dem geworden ist, was er heute darstellt. Arbeit, Kummer, Sorgen, Rückschläge und gesundheitliche Probleme haben ihn müde gemacht. Viele lassen sich gehen, ziehen sich in ihren Schmollwinkel des Unverstandenseins zurück oder geben auf.

Warum nur? Ist die Zeit der Reife nicht ebenso schön und kostbar wie die der Blüte? Essen wir etwa die Blüten vom Baum oder aber die reifen Früchte? Und kommen wir nicht Morgen für Morgen immer wieder neu zur Welt? Jedes Erlebnis in unserem Dasein ist voller Bedeutung: Die menschliche Begegnung, die lautlose Stille einer Mondnacht, die ersten Geräusche eines taufrischen Morgens, das Plätschern eines glitzernden Bachs, das Sprechen oder der Gesang von Menschen, lärmende Kinder, bellende Hunde, knurrende Katzen, ein krähender Hahn, gackernde Hühner, läutende Kirchenglocken, fahrende Autos, eine Fahrradklingel, das Gebrumm von Flugzeugen, das Surren einer Säge, das Klopfen eines Hammers, ein flötendes Kind, singende Vögel, das Surren und Summen von Insekten, das Heulen des Windes, das gleichmäßige Geprassel eines Landregens, Blitz und Donner eines die Luft reinigenden Gewitters.

Ein menschliches Wesen wird geboren, wächst in der unendlichen Liebe und Geborgenheit seiner Eltern auf und reift heran zu einer kostbaren Blüte, die sich Blatt um Blatt entfaltet. Seine Schönheit, ob äußerlich oder ganz tief drinnen, ist die vollkommene Übereinstimmung des Sinnlichen und des Geistigen. In seinem Herzen entwickelt sich die allumfassende liebende Kraft, die man nicht sehen, sondern nur fühlen kann.

Das Kind wird zum jungen Mädchen oder jungen Mann, lernt, macht Erfahrungen, schwärmt, plant, liebt, wird geliebt, nabelt sich vom Elternhaus ab und beschreitet eigene Wege. Aus Kindern werden dann Jugendliche, die ihre Freiheit suchen und in ihrer eigenen Wirklichkeit leben wollen. Das Leben wird für sie zu einem schönen Buch, das allerdings nur dem nützt, der darin zu lesen weiß. Sie gründen ihrerseits Familien, werden Eltern. Aus einstmals erblühten jungen Menschen werden reife Erwachsene, deren Äußeres ihre Lebenserfahrungen zwar sichtbar macht, deren Herzen und Seelen aber voller Güte und Liebe sind. Es ist schön, den jung gebliebenen Alten zu begegnen und mit ihnen zusammenzusein. Erst dieser Tage hat uns ein solch wertvoller Mensch für immer verlassen: Emmi, 78, die Schwester meiner Stiefmutter, eine außergewöhnlich liebenswerte, herzensgute, gläubige und beseelte Frau, Mutter und Großmutter, die uns allen auch über ihren Tod hinaus ein bleibendes Vorbild sein und in uns weiterwirken wird.

Geborenwerden, Blühen, Reifen und Vergehen sind die Stationen, die in ihrer Spanne den Lebenskreislauf eines Menschen ausmachen und die ihn, sofern er sich darum bemüht, der Vollkommenheit seines Selbst ein großes Stück näher bringen.

Mache es dir zur folgenden Übung bequem, öffne die Körperzentren und entspanne dich autogen:

ICH BIN GANZ RUHIG,
VÖLLIG RUHIG UND ENTSPANNT,
RUHIG, ENTSPANNT.

ICH LASSE LOS,
ICH LASSE MICH EINFACH FALLEN,
TREIBE UND TRÄUME SO VOR MICH HIN.

Wiederholungstext:

ICH BIN DURCH MEIN LEBEN, DURCH DIESE WELT GEGANGEN, VOM VATER GEZEUGT, VON DER MUTTER IM SCHOSS EMPFANGEN UND UNTER SCHMERZEN GEBOREN, HERANGEWACHSEN IN DER LIEBE, FÜRSORGE UND OBHUT MEINER ELTERN. DIE ZEIT MEINER JUGEND IST MIR NOCH ALLGEGENWÄRTIG, IN DER ICH VOLLER FREUDE, OPTIMISMUS, VOLL GROSSER HOFFNUNGEN UND ERWARTUNGEN IN DIE ZUKUNFT BLICKTE. VIELES DAVON IST IN ERFÜLLUNG GEGANGEN, ANDERES NICHT.

DIE JAHRE DER BLÜTE SIND VORÜBER, ICH BIN RUHIGER, GELASSENER, VERTRÄGLICHER, NACHDENKLICHER UND REIFER GEWORDEN. AUCH GEHE ICH MIT DER MIR VERBLEIBENDEN ZEIT SORGFÄLTIGER UM, LEBE BEWUSSTER, MANCHMAL SOGAR INTENSIVER ALS FRÜHER, GENIESSE DIE WÄRME DES SOMMERS, DIE FARBEN UND DAS LICHT DES HERBSTES, UND FINDE RUHE UND STILLE IN MIR SELBST.

VIELLEICHT BIN ICH AUCH EIN BISSCHEN WEISER GEWORDEN, WEIL VIELES, WAS MIR FRÜHER WICHTIG ERSCHIEN, INZWISCHEN BEDEUTUNGSLOS GEWORDEN IST, VIELLEICHT AUCH DESHALB, WEIL ES HEUTE DIE KLEINEN DINGE DES LEBENS SIND, DIE MICH ERFREUEN UND BEGLÜCKEN. ICH BIN MIR AUCH BEWUSST, DASS ICH NUR IN DIESEM AUGENBLICK LEBEN KANN, JETZT, WEIL ALLES, WAS IST, SICH IM JETZT BEFINDET.

ICH WEISS, DASS IM KREISLAUF DER NATUR AUF DIE ZEIT DER BLÜTE DIE ZEIT DES VERGEHENS FOLGT, VON DER AUCH ICH NICHT AUSGENOMMEN BIN. WAS MACHT DAS SCHON? HABE ICH MIT DEN MIR ANVERTRAUTEN PFUNDEN, MEINEN GABEN UND FÄHIGKEITEN, ZU MEINEM WOHL, ABER AUCH ZUM WOHL MEINER MITMENSCHEN, BEIGETRAGEN, DANN HAT MEIN LEBEN SEINE ERFÜLLUNG GEFUNDEN. ICH WERDE DAHIN ZURÜCKKEHREN, WOHER ICH GEKOMMEN BIN, ZUR MUTTER ERDE, ZU MEINEM SCHÖPFER. UND ICH TUE DAS IN DER FESTEN ÜBERZEUGUNG, DASS DER GEIST EINES JEDES MENSCHEN UNSTERBLICH IST.

Ruhe noch etwas aus, schließe dann die Körperzentren und nimm die Entspannungshaltung wieder zurück.

20 HEUTE LEBEN, JETZT LEBEN

Glücklichsein setzt Zufriedenheit voraus. Zufrieden sein kann aber nur, wer sich selbst und sein Schicksal annimmt. Das bedeutet, nicht im Gestern, auch nicht im Morgen zu sein, sondern im Heute, im Jetzt, in diesem Augenblick. Wer sich an die Vergangenheit klammert, der geht mit ihr unter, wer in die Zukunft vorauseilt, der lebt nicht heute. Bleibe auf dem Teppich und halte deine eigenen Wünsche und Ansprüche im erfüllbaren Rahmen, weil weniger oft mehr ist als viel. Mache also Frieden mit dir selbst, damit du es mit allen anderen Menschen und Lebenssituationen auch tun kannst. Erkenne die Grenzen deiner wirtschaftlichen Möglichkeiten und überlege dir einmal, was du zum Leben wirklich brauchst.

Akzeptiere dich und deinen Körper, so wie du nun einmal geschaffen bist. Du bist du, ein anderer kannst du nicht sein. Sei du selbst, verzichte auf Masken, die dir nicht passen. Trenne dich von allem, was dich beschwert, dich bedrückt, belastet, dir weh tut oder dich schmerzt. Nimm dich selbst nicht allzu wichtig; du bist nur eine kleine Ameise im riesigen Universum. Arbeite an dir, denke grundsätzlich positiv, sage ja zum Leben, zu deinem Leben, und öffne deine Augen für die Schönheiten von heute. Sensibilisiere dich und schließe dein Herz auf für die Begegnung mit den Menschen deiner Umgebung, gib und nimm. Wann, wenn nicht heute, willst du es denn sonst tun?

Tanke und lade die Batterie deiner Lebensenergie ständig auf, damit du dich guter Gesundheit erfreuen kannst oder sie wiedererlangst. Nichts ist unmöglich, wenn du nur mit der ganzen Kraft deines Herzens darauf vertraust und ernsthaft daran glaubst. Fange gleich damit an, jetzt zu leben, heute zu sein, nicht gestern und nicht morgen, nein heute. Und sage ja, ja und nochmals ja zu dir selbst.

HM-Übung 57: Das Leben ist schön

Setze dich auf einen Stuhl, oder mache es dir im Liegen bequem. Öffne deine Körperzentren und beginne mit der autogenen Entspannung:

ICH BIN GANZ RUHIG UND ENTSPANNT,
VÖLLIG RUHIG UND ENTSPANNT.
ALLES LÖST UND LOCKERT SICH IN MIR,
ICH LASSE MICH FALLEN,
ICH LASSE EINFACH LOS!

Kurze Pause

Wiederholungstext:

MEIN LEBENSSCHIFF MACHT GUTE FAHRT, ES STEUERT DEN RICHTIGEN KURS, UND ES ER- REICHT AUCH GANZ BESTIMMT DAS ZIEL, WEIL ICH DAS RUDER SICHER FÜHRE. MICH HALTEN WEDER BRAUSENDE STÜRME NOCH GEFÄHR- LICHE KLIPPEN AUF, WENN ES DARUM GEHT, MICH UND MEIN GEFÄIIRT UNBESCHADET AN LAND ZU BRINGEN. ICH SINGE, PFEIFE, LACHE BEI SONNENSCHEIN, BEI GEWITTER UND REGEN, BEI HEULENDEN WINDEN, UND ICH SCHREIE MEIN GLÜCK IN DIE WELT HINAUS, DASS ICH LE- BEN DARF, HEUTE, JETZT, IN DIESER STUNDE. ICH EMPFINDE AUCH TIEFE DANKBARKEIT MEI- NEM SCHÖPFER GEGENÜBER, DER MICH FÜHRT, MICH PRÜFT, MIR ABER AUCH DIE ERKENNTNIS BESCHERT, DASS ALLE ZEIT MEINES LEBENS BE- GRENZT IST UND ICH DARUM GUT DARAN TUE, SIE ZU BEWUSSTEREM UND INTENSIVEREM SEIN ZU NUTZEN. ICH ATME FREI, GELÖST, ENTKRAMPFT, BIN FREI UND GLÜCKLICH, WEIL ICH UM DAS STETIGE AUF UND AB WEISS, DAS MIR DIE GEWISSHEIT GIBT, DASS JEDEM NIEDERGANG EINE AUFER- STEHUNG FOLGT. ICH BIN GLÜCKLICH UND SAGE ES ALLEN, DAS LEBEN IST SCHÖN!

Beende nach mehrmaligem Lesen des Textes die Übung. Ruhe aus, lasse sie wirken. Dann schließe deine Körperzentren und nimm die Entspannungshaltung wieder zurück.

21 ZUSAMMENFASSUNG

ERKENNTNIS

Obgleich wir wissen, daß alle Zeit unseres Lebens begrenzt ist, daß das fortwährende Ticken einer Uhr uns Takt um Takt, Schritt um Schritt der einzigen Gewißheit unseres Seins näher bringt, verbringen wir unsere Stunden und Tage oft mit sinnlosem Tun. Unser Denken und Trachten gilt fast ausschließlich dem ständigen Verlangen nach noch mehr wertlosem Besitz, und die Gier nach vergänglichen materiellen Werten läßt uns häufig nicht nur jeglichen Anstand vergessen, sondern die eigenen Grenzen nicht mehr erkennen. Das macht uns unsicher, unruhig, mißtrauisch, ängstlich, bindungslos, aggressiv und nicht selten verhaltensgestört. Wir lassen uns auch von Medienpäpsten sagen, wer, was und wie wir zu sein haben und wo überall wir gewesen sein müßten, um dazuzugehören, um in zu sein. Dadurch kommt Unzufriedenheit auf, unser Seelenfrieden ist gestört, Harmonie und Eintracht gehen verloren, unser way of life stimmt nicht mehr. Wir machen die Nacht zum Tage, legen in unserer Freizeit, die der Ruhe und Erholung dienen sollte, unsinnige Strecken in kürzester Zeit zurück, muten uns schädliche Höhen- und Temperaturunterschiede sowie Zeitverschiebungen zu, die unser Organismus kaum mehr verkraften kann. Kurz, wir treiben mit unserem wertvollsten Gut, mit unserer Gesundheit, übelsten Raubbau und wundern uns dann, wenn der große Zusammenbruch uns aus der Bahn wirft.
Andererseits lähmen die immer mehr um sich greifende Rücksichtslosigkeit in den zwischenmenschlichen Beziehungen, Intrigen, Eigennutz, Machtkämpfe, Böswilligkeit, schwere Kränkungen und seelische Verletzungen unsere Widerstandskräfte dermaßen, daß schweren körperlichen Leiden dadurch Tür und Tor geöffnet werden. Unser Immunsystem wird, anstatt Krankheiten zu verhindern, selbst krank und kann somit seine ursprüngliche Funktion nicht mehr erfüllen. Statt die Ursachen unseres schlechten Befindens zu erkennen und zu beseitigen, suchen wir unser Heil in der Flucht nach vorn, indem wir die Alarmanlage, unsere Krankheitssymptome, zu eliminieren versuchen. Wer kommt im Normalfall schon auf die Idee, den Ast abzusägen, auf dem er sitzt? Wir tun es.
Werden wir ernsthaft krank, erwarten wir von der Ärzte Kunst alsbaldige Heilung, die ohne eine grundlegende Änderung unseres Verhaltens nicht erreichbar ist. Bleibt der Behandlungserfolg aus, dann resignieren wir,

zweifeln, verzweifeln, werden depressiv und vergessen nur zu leicht, daß unser Zustand mit das Ergebnis unseres eigenen, meist unvernünftigen Lebensstils ist.

KONSEQUENZ

Gesundheit ist ein Zustand, in dem Geist, Seele und Körper in uns harmonisch vereinigt sind und der unsere Mitte, die Ganzheit unseres Seins ausmacht. Wir sind gesund oder wir werden es wieder, sobald wir uns rundum wohl fühlen, unser Geist aktiv, unsere Seele von Wärme und Liebe durchdrungen ist und unser Körper aus Lust und Freude an der Bewegung vibriert. Geht es uns gut, dann sind wir gut gelaunt, verträglich, ausgeglichen, zufrieden, locker, fröhlich, voll sprühender Ideen, ist unser Äußeres entspannt. Auch wenn unsere Ansprüche und Erwartungen ans Leben vielleicht etwas bescheidener sind, bleiben uns Glück und Erfolg trotzdem nicht versagt. Wahrscheinlich sogar verdanken wir gute Gesundheit erst einer optimistischen und positiven Einstellung zu allem, was unser Leben ausmacht. Macht uns unser Körper durch Schmerzsignale auf Disharmonien aufmerksam, dann müssen wir ihnen die Beachtung schenken, die ihnen gebührt. Wir werden dann versuchen, durch entsprechende Korrekturen den ursprünglichen Gleichklang wieder herzustellen, weil wir aus Erfahrung wissen, daß Gesundheit nur über den Weg von Krankheit erfahrbar ist. Darum betrachten wir den Zustand der Ungesundheit als wichtige Pause in unserem Leben, die Signalwirkung hat. Sie läßt uns innehalten, regt uns zum Nachdenken an und veranlaßt uns, unser bisheriges Handeln etwas kritischer unter die Lupe zu nehmen.

Die Meditation eignet sich in besonderer Weise hierzu, weil sie uns zu wichtigen Erkenntnissen führen kann, die die Umprogrammierung unseres fehlgesteuerten Unterbewußtseins erst ermöglichen. Heilung setzt auch voraus, daß wir in Frieden und Harmonie leben, unsere Grenzen kennen und einhalten und uns in Ruhe, Gelassenheit und Toleranz üben. Ich meine damit die heilsame Stille, aus der uns universale Kräfte erwachsen können, die unseren Geist aus seiner Erstarrung befreien, unsere Seele mit Glaube und Zuversicht erfüllen und die Selbstheilungsmechanismen unseres Körpers neu aufbauen werden. Wir gewinnen unser Selbstvertrauen und unsere frühere Sicherheit wieder zurück, lassen uns durch kleinere Rückschläge in unserem Tun nicht beirren, sondern gehen unerschütterlich den Weg, der uns dann sicher ans Ziel führt, wenn wir an die uns innewohnende Kraft und an uns selbst glauben.

Meine an mir selbst und anderen erprobten Heilmeditationen für Krebskranke unterstützen die ärztlichen Bemühungen um die Wiedergesundung des Patienten in ganz besonderer Weise, weil sie in einen Prozeß positiv eingreifen, der nicht unter dem Aspekt der sichtbaren Krankheit, sondern dem ganzheitlichen Geschehen in und um den Kranken selbst zu sehen ist.

22 LITERATURHINWEISE

Baginski, Bodo J.:	Reiki, Universale Lebensenergie. Essen: Synthesis-Verlag 1985
Bosmans, Phil:	Vergiß die Freude nicht. Freiburg: Herder 1976
Carnegie, Dale:	Sorge Dich nicht, lebe. Stuttgart: A. Scherz 1949
Cousins, Norman:	Der Arzt in uns selbst. Reinbek: Rowohlt 1981
Eberlein, Gisela:	Gesund durch Autogenes Training. Reinbek: Rowohlt 1974
Eberlein, Gisela:	Autogenes Training für Fortgeschrittene. Düsseldorf: Econ 1974
Feldenkrais, Moshe:	Bewußtheit durch Bewegung. Frankfurt: Suhrkamp 1978
Freitag, Erhard F.:	Kraftzentrale Unterbewußtsein. München: Goldmann 1982
Gauß, Günther:	Im Mittelpunkt der Mensch. VS-Weilersbach: IVAGT-Verlag Günther Gauß 1985
Gauß, Günther:	Heile Seele – Heiler Mensch. VS-Weilersbach: IVAGT-Verlag Günther Gauß 1987
Gauß, Günther:	Kathrin Bo. VS-Weilersbach: IVAGT-Verlag Günther Gauß 1989
Horan, Paula:	Die Reiki Kraft. Durach: Windpferd-Verlag 1989
Murphy, Dr. J.:	Die Macht des Unterbewußtseins. Genf: Ariston 1976
Peale, N. V.:	Die Kraft positiven Denkens. Thalwil-Zürich: E. Oesch
Sprenger, Werner:	Schleichwege zum Ich II. Konstanz: Nie-nie-sagen Verlag 1984

Verzeichnis der zu den Übungen dieses Buches lieferbaren, vom Autor Günther Gauß besprochenen Tonbandkassetten:

ISBN 3-925039-11-2	TB-Kassette TK 07: Entspannungsübungen
ISBN 3-925039-12-0	TB-Kassette TK 08: Ganzheits-Meditationen
ISBN 3-925039-13-9	TB-Kassette TK 09: Die eigene Mitte finden
ISBN 3-925039-14-7	TB-Kassette TK 10: Die gesunde Lebensbalance

ISBN 3-925039-15-5	TB-Kassette TK 11: Der Einsatz positiver Formeln
ISBN 3-925039-16-3	TB-Kassette TK 12: Das Schicksal meistern
Reiki-Kontaktadresse:	Reiki-Meisterin Dagmar Schneider-Damm, Bühlweg 3, D-7732 Niedereschach-Fischbach

Kurse und Seminare
mit Günther Gauß

Der Autor des vorliegenden Buches führt, über seine öffentlichen und privaten Kursverpflichtungen hinaus, mehrmals im Jahr Wochenendkurse und mehrtägige Seminare in

Autogenem Training, Angewandtem Ganzheits-Training, Auto-Meditativer Energetik und Heilmeditationen

durch, wie sie in diesem Buch sowie in seinen Büchern IM MITTELPUNKT DER MENSCH und HEILE SEELE – HEILER MENSCH beschrieben sind. Seine Buchtitel finden inzwischen Anwendung sowohl im privaten Bereich, als auch bei der Gruppenarbeit und in der Psychotherapie. Sie erhielten von der Fachpresse sehr gute Kritiken.

Seminarziel ist u. a. das Freiwerden von Hemmungen, Streß und Ängsten, die Lösung von Verkrampfung und Trägheit, die Gewinnung von Mut, Selbstsicherheit und Lebensfreude, die Schulung im Umgang mit Menschen, Kontaktfindung, das Verstehen- und Vertrauenlernen. Abschalten, umschalten, auftanken, sich selbst finden.

Interessenten erhalten auf Anforderung ausführliche Kursunterlagen zugesandt.

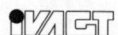

Günther Gauß – Institut und Verlag für Angewandtes Ganzheits-Training – D-7730 VS-Weilersbach, Sandgrubbühl 4

Psychologische Ratgeber

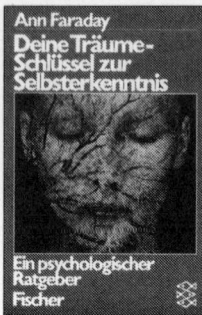 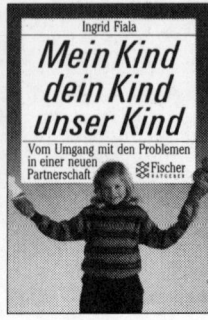 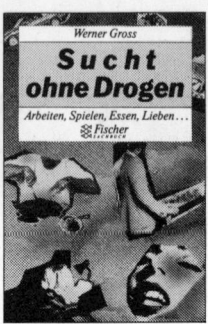

George R. Bach /
Herb Goldberg
**Keine Angst vor
Aggression**
Die Kunst der
Selbstbehauptung
Band 3314

George R. Bach /
Peter Wyden
Streiten verbindet
Spielregeln für
Liebe und Ehe
Band 3321

**Christian Büttner (Hg.)
Spielerfahrungen
mit Kindern**
Sinnvolles Lernen
oder pädagogischer
Trick?
Band 3350

**Martin Doehlemann
Die Phantasie der
Kinder und was
Erwachsene daraus
lernen können**
Band 3362

Dorothee Ebert (Hg.)
Wer behindert wen?
Eltern behinderter
Kinder und Fachleute
berichten
Band 3349

Ann Faraday
**Deine Träume –
Schlüssel zur
Selbsterkenntnis**
Band 3306

Ingrid Fiala
**Mein Kind, dein Kind,
unser Kind**
Vom Umgang mit den
Problemen in einer
neuen Partnerschaft
Band 3529

Günther Gauß

**Angewandtes
Ganzheits-Training**
Übungen und
Erfahrungen
Band 3537

Der Weg zum Selbst
Übungen zur auto-
meditativen Energetik
Band 3536

Roger L. Gould
Lebensstufen
Ein psychologischer
Ratgeber für
Erwachsene
Band 3316

Liz Greene
Kosmos und Seele
Wege zur Partnerschaft
Ein astro-psycho-
logischer Ratgeber
Band 10748

**Werner Gross
Sucht ohne Drogen**
Arbeiten, Spielen,
Essen, Lieben ...
Band 3531

**Wolfgang Hölzle
Krankheit als
Neubeginn**
Bewußter leben
nach dem Herzinfarkt
Band 3360

Fischer Taschenbuch Verlag

fi 9/4a

Psychologischer Ratgeber

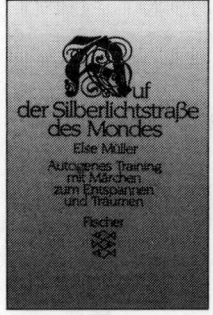 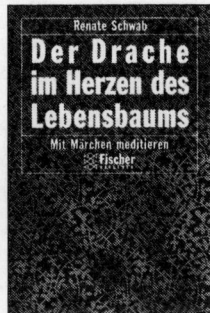 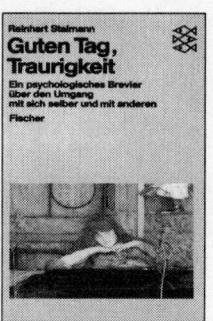

Gottfried Lutz /
Barbara Künzer-
Riebel (Hg.)
**Nur ein Hauch
von Leben**
Eltern berichten vom
Tod ihres Babys und
von der Zeit der Trauer
Band 10616

Else Müller
**Du spürst unter
deinen Füßen das Gras**
Autogenes Training
in Phantasie- und
Märchenreisen
Vorlesegeschichten
Band 3325

**Auf der Silberlicht-
straße des Mondes**
Autogenes Training
mit Märchen zum
Entspannen und
Träumen
Band 3363

Steffen-Luis
Neuendorff /
Jürgen Schiel
**AL-Anon: Selbsthilfe
für Angehörige von
Alkoholkranken**
Band 3361

Karl Robert Rosa
**Das ist
Autogenes Training**
Band 3323

Klaus Janikulla-
Schüttler
**Struwwelpeter-ABC
für Erwachsene**
Band 3396

Renate Schwab
**Der Drache im Herzen
des Lebensbaums**
Mit Märchen
meditieren
Band 10163

Reinhart Stalmann
**Guten Tag,
Traurigkeit**
Ein psychologisches
Brevier über den
Umgang mit sich
selber und anderen
Band 3242

Psychosomatik
Ein Therapeut erklärt
Fälle aus der Praxis
Band 3332

Sven Wahlroos
**Familienglück
kann jeder lernen**
Band 3302

Fischer Taschenbuch Verlag

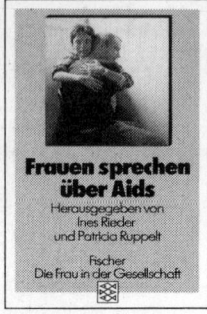 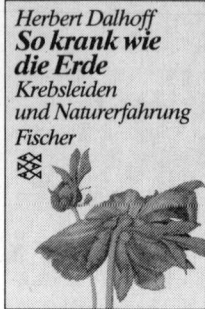 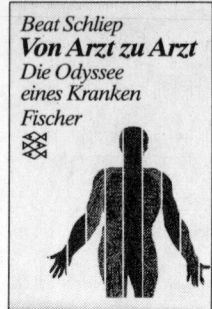